Voor Michael,

die iedere dag opnieuw weer met zijn reisgenoot verder gaat.

© 2011 Bohn Stafleu van Loghum, onderdeel van Springer Media

Alle rechten voorbehouden. Niets uit deze uitgave mag worden verveelvoudigd, opgeslagen in een geautomatiseerd gegevensbestand, of openbaar gemaakt, in enige vorm of op enige wijze, hetzij elektronisch, mechanisch, door fotokopieën of opnamen, hetzij op enige andere manier, zonder voorafgaande schriftelijke toestemming van de uitgever.

Voor zover het maken van kopieën uit deze uitgave is toegestaan op grond van artikel 16b Auteurswet j° het Besluit van 20 juni 1974, Stb. 351, zoals gewijzigd bij het Besluit van 23 augustus 1985, Stb. 471 en artikel 17 Auteurswet, dient men de daarvoor wettelijk verschuldigde vergoedingen te voldoen aan de Stichting Reprorecht (Postbus 3051, 2130 KB Hoofddorp). Voor het overnemen van (een) gedeelte(n) uit deze uitgave in bloemlezingen, readers en andere compilatiewerken (artikel 16 Auteurswet) dient men zich tot de uitgever te wenden.

Samensteller(s) en uitgever zijn zich volledig bewust van hun taak een betrouwbare uitgave te verzorgen. Niettemin kunnen zij geen aansprakelijkheid aanvaarden voor drukfouten en andere onjuistheden die eventueel in deze uitgave voorkomen.

ISBN 978-90-313-8683-3
NUR 740

Het Leven van Sam de K.

Brugklasser en Diabeet

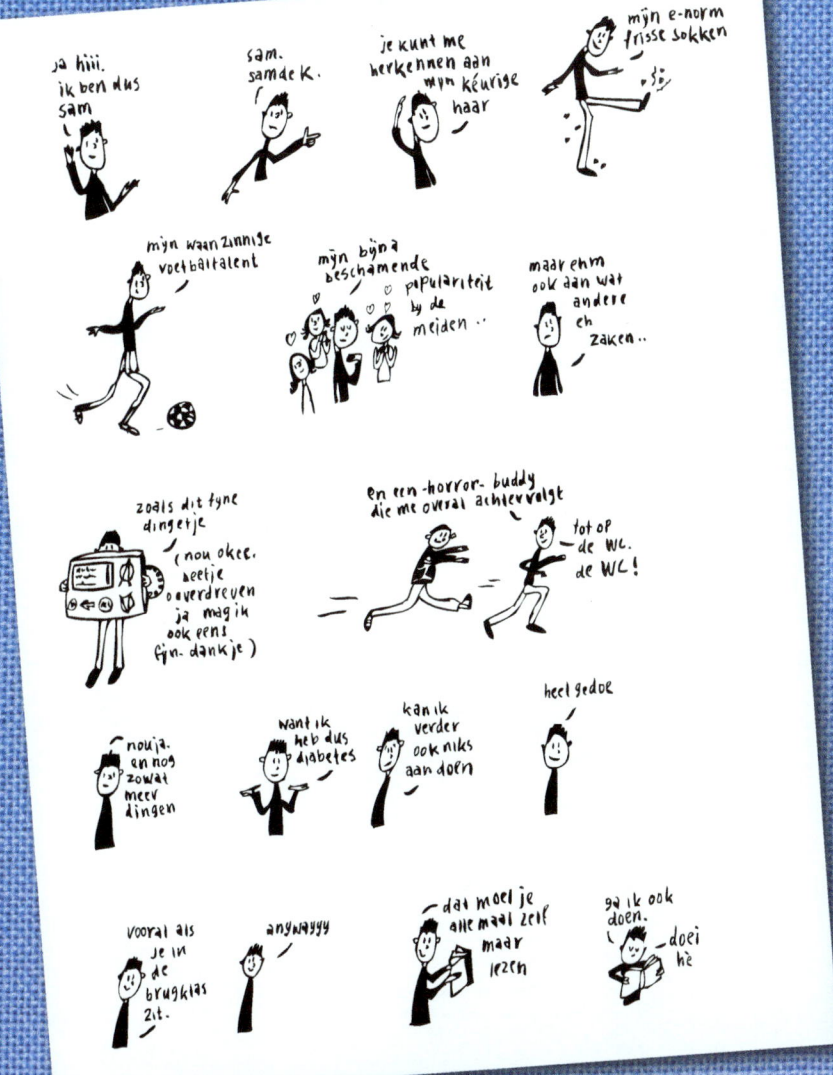

Door Marlies Slegers
Illustraties Octavie Wolters

Ontwerp omslag en binnenwerk:

Bohn Stafleu van Loghum, Debby van Hees

Illustraties:

Octavie Wolters

Eerste druk

Bohn Stafleu van Loghum

Het Spoor 2

Postbus 246

3990 GA Houten

www.bsl.nl

Het Leven van Sam de K.

Brugklasser en Diabeet

Door Marlies Slegers

Naam: Sam de Koning

Leeftijd: 13 jaar

Adres: ja, duh, gaat je lekker niet aan!

Telefoonnummer: geef ik alleen aan mensen die ik ken. Ken ik jou? Nou dan.

Geslacht: nee zeg, dat zou er ook nog eens bij moeten komen. Ik heb diabetes, dat is al erg genoeg.

Contactgegevens in geval van nood:

1. Mijn ouders (0677889955)
2. Mijn kinderarts Dr. Peemig (kan hij ook niets aan doen)
3. Mijn diabetes verpleegkundige: Karin Huysmuis

In geval 1, 2 en 3 niet opnemen, dan bellen naar mijn zus, Truus. Zo heet ze niet echt, ze vindt Truus een afschuwelijke naam. Daarom dus.

In geval dat 1,2,3 en Truus niet opnemen: 112 bellen.

In geval dat 112 niet opneemt: giet maar limonade over mijn gezicht. Of nee, slecht idee, ik zou kunnen stikken. Bel dan maar naar school of zo. Ik zit in de brugklas, 1B en mijn mentor is

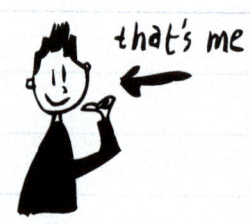
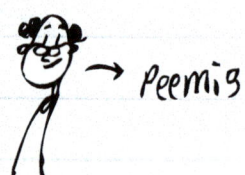
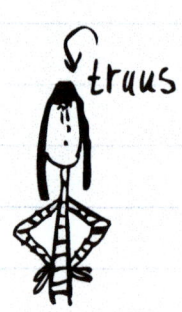

meneer Zwieten. Hij geeft Engels.

Bankgegevens: rechthoekig model, zachte kussen, gele stof. Linksonder zit een stukje kauwgom van mijn jongere broertje Snars Lars. Ikea geloof ik.

Bijzonderheden; dat ding aan mijn broek is geen MP3 speler, ook geen mobieltje. Het is een insulinepomp. Ik heb diabetes sinds mijn tiende.

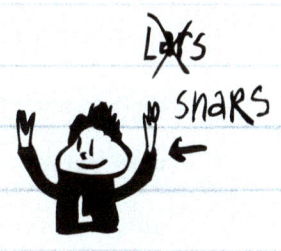

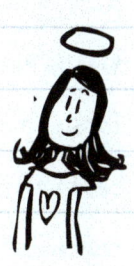

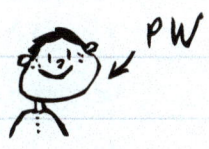

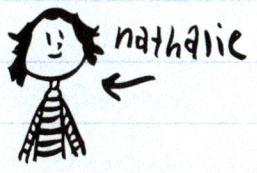

Dinsdag 4 oktober

Volgens de psychologe zou het goed voor me zijn om de dagelijkse zaken uit mijn leven op te schrijven.

'Dat hoeft niet eens een echt dagboek te zijn. Een diabetesboek. Noem het zo maar dan. Je schrijft je waarden op, wat je gedaan hebt en wat je gegeten hebt. En weet je, ik denk dat je dan zelf veel meer inzicht in je eigen diabetes krijgt! En je zult zien, Sem, dat het…'

'Sam' zei ik.

'Oh ja. Sam. Je zult zien, Sam, dat het dan een stuk beter gaat. Inzicht, daar draait het om.'

Het is niet zo dat mijn psycholoog niet aardig is hoor. En ze is niet eens fossielig oud, ik bedoel- ik denk dat ze dertig is of zo en dat ze nog best weet wat voor soort muziek Green Day maakt en dat alle meisjes tegenwoordig op Justin Bieber vallen- zelfs Roos uit mijn klas, 1B. Misschien valt mijn psych zelf wel op Justin Pieper. Ugh.

Nou ja, hoe dan ook, nu moet ik dus dit schrift bij gaan houden. En schrijven wat ik van mijn diabetes vind.

Nou, daar kan ik kort over zijn.

Diabetes sucks.

Stom dus.

'Ik beloof je dat we niet iedere sessie je diabetesboek erbij zullen halen, maar neem het wel mee. Ik zal er niet in lezen, Sam, maar soms zal ik je vragen iets voor te lezen uit je diabetesboek. Om erachter te komen waarom het zo slecht met je diabetes gaat. En wat je erbij voelt. Oké? Dan

> dus nu lijkt het ons heel verstandig dat je een dagboek gaat bijhouden, sem.sam.dinges.

> aaah! een dagboek! aaah! doe normaal zeg of zo.

zie ik je over vier weken weer!'

Mam zat op de gang te wachten tot ik klaar was. Ze legde een verlept tijdschrift weg en stond op.

'En? Hoe ging het?' Ze legde een arm om mijn schouders.

'Mwah, ging wel, ze wil dat ik een soort dagboek bij ga houden. Naast mijn bloedglucosecurve en mijn insulinebolussen. Met gevoelens en zo.'

'Oh? Hé, dat zou best eens een goed idee kunnen zijn!'

'Mam! Mijn diabetes wordt zo langzamerhand een hele administratie! Ik heb er een accountant voor nodig als ik alles op moet gaan schrijven. Hoeveel koolhydraten ik naar binnen werk, welke waarde ik heb, hoeveel insuline ik gebruik!'

Mam zuchtte. Dat doet ze vaak, de laatste tijd. Zuchten. Ze zucht als ik mijn waarde vertel, ze zucht als ik toegeef dat ik vergeten heb te bolussen, ze zucht als pap weer eens overal sokken laat slingeren, ze zucht als mijn zus er als een Snolliebollie uitziet wanneer ze gaat stappen en ze zucht als George Clooney op tv komt. Maar dan klinkt de zucht anders.

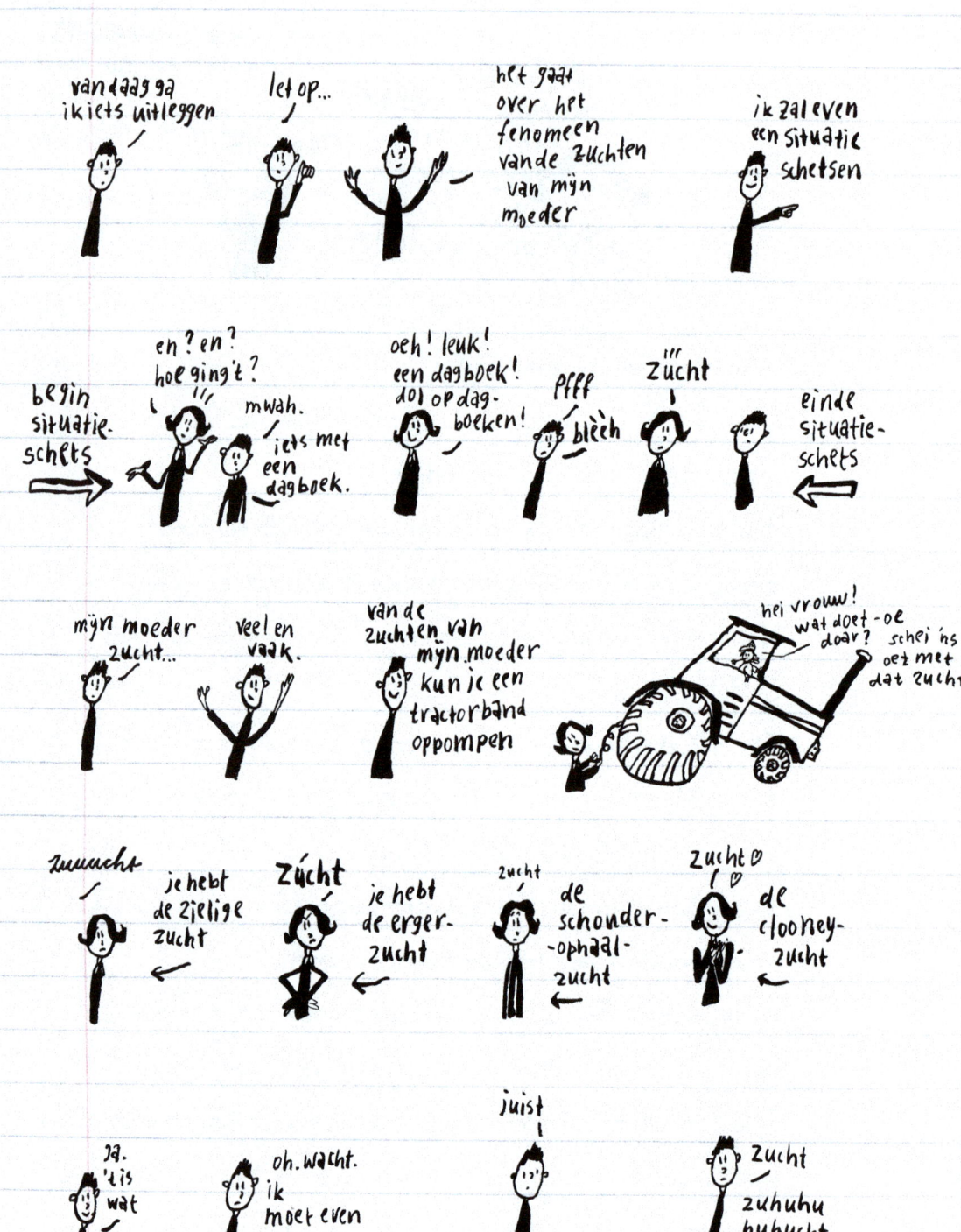

De zucht wanneer ik vertel dat ik op 21.3 mmol zit, klinkt als 'pffff...kan ik al naar bed?' En de zucht als ik zeg dat ik eigenlijk niet gebolust heb voor het middageten, klinkt als 'Kan 'ie dan helemaal niks?! Dat heeft hij vast niet van mij!'
En de zucht bij het zien van George Clooney klinkt hetzelfde als wanneer de meiden uit mijn klas het over Justin Pieper hebben.
En nu ga ik naar voetbaltraining.

Woensdag 5 oktober

Voetbal was een ramp.

Het miezerde en ik had mijn pomp afgekoppeld, want als ik met pomp voetbal, heb ik zo een hypo waar je HYPO tegen zegt. Ik heb de pomp ook wel eens thuis afgekoppeld en op mijn bureau gelegd. Alleen was ik dat vergeten en gingen we daarna bij Friet van Piet een milkshake halen met een groepje. En toen kon ik dus niet bolussen en zat daarna op 'HI'.

Soms zeg ik dat in de klas. 'Ik ben een beetje HI!'

Een keer, aan het begin van dit schooljaar, werd ik de klas uit gestuurd toen ik dit zei. Meneer Drommer zag er de lol niet van in en stuurde me naar mevrouw Willems, de afdelingsleider. Ook die luisterde niet en liet me het hele schoolplein vegen. Pas later kreeg ik de kans om uit te leggen dat ik niet high was maar HI zat en dat ik diabetes had en dat ik een hoge bloedglucose had gehad. Toen pas begreep meneer Drommer wat er aan de hand was. Het nadeel is dat meneer Drommer inmiddels tegen de 70 is of zo, en vergeetachtig wordt, maar omdat niemand anders Latijn kan geven, moeten ze hem wel houden. Meneer Drommer vergeet dus steeds weer opnieuw dat ik diabetes heb.

Maar goed.

Voetbal dus.

Mam wil altijd dat ik mijn pomp in een Tupperware doosje in mijn rugzak bewaar als ik hem afkoppel. Dat heb ik één keer gedaan en toen zei Joost 'Heb jij nou een ...Tupperware doosje bij?! Daar bewaart mijn moeder altijd radijsjes in. Of augurken.' Het Tupperware doosje ligt nu ergens in een bosje bij de parkeerplaats van de voetbalclub (ja ja, ik weet het, milieuvervuiling en zo, maar kom op!

Een Tupperware doosje?!)

En ik neem ook liever mijn rugzak niet mee. Volgens mij heeft mam die in een reiswinkel voor backpackers gekocht en heeft ze erbij gezegd dat ze absoluut de allergrootste rugzak wilde die er te krijgen was. Hij is dus gigamega. Ideaal voor als je een jaar op wereldreis gaat en alles wat je bezit - inclusief je meubels - mee wilt nemen. Zo groot dus. Mam zei dat hij reuze handig was omdat ik al mijn boeken en lunch erin mee kon nemen. Op de eerste dag van het nieuwe schooljaar, dacht ik dat ook nog. Maar toen ik het schoolplein opfietste, zag ik gelijk dat het een ENORME fout was. Iedereen op het schoolplein had een klein tasje. Een postman bag. Sommige liepen alleen met wat boeken en een potlood achter hun oor.

Ik werd ook gelijk herkend als brugklasser en dat lag heus niet aan het feit dat ik één van de kleinere kinderen in mijn klas ben. Dat lag gewoon aan die rugzak.

'Hé smurf' zei een jongen die met zijn vrienden tegen een muurtje stond 'wat zit daarin? Je moeder of zo?'

Van mijn ouders moet ik de rugzak blijven dragen.

'Hij is net nieuw en weet je wel wat die kostte?! En weet je lieverd, ik denk dat die andere kinderen gewoon jaloers zijn op je mooie rugzak waar alles in kan!'

Ja. Vast.

Trouwens, ook aan mijn lunchtrommel was ik te herkennen als brugwup.

'Daar past wel een bureautje in', zei een nieuwe klasgenoot tijdens de eerste lunch. Hij had geplette boterhammen in een zakje bij.

'Ja, zit daar een gourmetstel in of zo? Ga je steengrillen?' vroeg een andere brugwup.

'Je kunt er ook een docent in mee naar huis nemen', zei een tweedejaars in het voorbijgaan en daarna riep hij hard door de kantine 'Brugwupalarm!'. Daarbij wees hij op mij.

Mijn eerste weken op de middelbare waren dus niet zo geweldig en qua imago opbouwen ging het ook niet echt lekker.

Maar we waren bij voetbal.

Ik neem mijn rugzak niet mee naar de voetbal. Vorig seizoen had ik mijn pomp een keer afgekoppeld en in de kleedkamer gelegd. Pap was in alle staten daarna.

'Hij had wel gestolen kunnen worden! Hij lag gewoon op een bankje! Iedereen had wel kunnen denken dat het een mobieltje was. Of een camera. Of een MP3 speler! Sam, dat was hartstikke stom! Dat ding kost zo'n 3000 euro! En hij is niet eens verzekerd!'

Waarop we gelijk naar huis gingen en pap een verzekering afsloot.

Tegenwoordig geef ik mijn pomp aan de trainer. Die stopt hem dan in zijn broekzak en na de training krijg ik hem terug.

Dat had ik gisteren dus ook gedaan. De training zelf ging welk lekker. Rondjes lopen rond het veld en daarna partijtjes spelen.

Halverwege kreeg de trainer, Aad, een telefoontje. Zijn dochtertje was van de trap gevallen en ze had misschien een gebroken been. En Aad vertrok rennend met de mobiel tegen zijn oor en pratend tegen zijn vrouw naar zijn auto en reed weg. Hij riep nog iets van 'Sorry jongens, ga maar naar huis! Noodgevalletje!'

Afijn.

We hebben twee uur lang gezocht naar Aad en mijn pomp. Hij nam zijn telefoon niet meer op en hij was niet thuis. Toen moesten pap en ik naar de eerste hulp van het ziekenhuis, maar daar was hij niet. En ook niet op de gipskamer. En pap begon steeds harder te vloeken en ik begon me steeds ellendiger te voelen. Mam had me thuis een beetje insuline met de prikpen gegeven, die hebben we voor noodgevallen. Maar daarmee had ik nog geen basale insuline natuurlijk, alleen kortwerkende en die werkt dus kort.

Toen zijn we maar gewoon allemaal gaan rijden, in de hoop dat we Aad ergens zouden zien. En ja! Bij de ijssalon zaten Aad, zijn vrouw en dochtertje een ijsje te eten.

'Voor de schrik. Ze had gelukkig niets gebroken', zei Aad en pap zei 'Ja, ja, fijn, maar nu moeten we de pomp van Sam hebben!' Gelukkig zat hij nog gewoon in zijn zak. Aad vroeg of wij ook een ijsje wilden maar pap keek me vernietigend aan. We zijn dus maar naar huis gegaan.

Donderdag 6 oktober

Vandaag zei Roos langs haar neus weg dat ze haar verjaardag dit weekend wilde vieren. En of ik iets te doen had dit weekend.

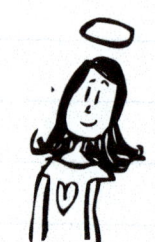

Roos komt van een andere basisschool. Ze heeft prachtig blond haar, alsof er een beetje goud doorheen zit. En ze is lang.

Alle meiden lijken opeens stukken langer na de vakantie, ook de meisjes waar ik mee in groep 8 heb gezeten. Het is net of ze de hele zomer lang met gewichten aan hun voeten aan de rekstok zijn gaan hangen om maar vooral laaaaaaaaaang te kunnen worden.

'Heb je trouwens wat te doen, dit weekend?' zei Roos dus. En ik zag het voor me: hoe Roos en ik zouden schuifelen op haar feest, hoe alle jongens jaloers zouden worden want Roos staat bij heel veel jongens op nummer 1. Roos zou lachen om alles wat ik zei, Roos zou vragen of ik nog even na wilde blijven en dan...

Ze onderbrak mijn gedachten. 'Want als je niets te doen hebt, kun jij misschien wel ...'

'Ja!' riep ik blij 'Natuurlijk!'

'...alvast beginnen aan die opdracht die we met z'n tweeën moeten doen, over het nut van ontwikkelingshulp. Daar heb ik te weinig tijd voor, denk ik. Ik heb ook nog een hockeywedstrijd en morgen nog training. Super dat je het wilt doen, Sam! Ik mail je wel wat ik al heb. Later!' En ze liep weer naar haar vriendinnen, terwijl ik haar verbijsterd na staarde.

Toen mevrouw Sant vorige week zei dat we in paren aan een project moesten werken, en dat het jongen-meisje moest zijn, had Roos zich naar mij omgedraaid en gezegd dat wij dan wel met z'n tweetjes eraan konden werken. En ook toen had ik van alles voor me gezien: hoe Roos en ik samen op haar kamer zouden zitten, gebogen over haar computer. Hoe haar been tegen dat van mij zou leunen. Hoe ze af en toe lachend haar hand op mijn arm zou leggen en zou zeggen 'Oh Sam! Wat kun je dat toch goed!' En hoe ze haar...

'Hé Sam!' Ik draaide me om en daar stond PieWie De Bruin. Zo hebben zijn ouders hem natuurlijk niet genoemd, ik bedoel kom op zeg! PieWie!

Nee, PW heet in het echt Pieter Willem. En omdat hij PeeWee niet leuk vindt, heeft het zelf afgekort tot PieWie, op zijn Engels dus.

'Zin om na school te gamen?'

PW is niet echt populair in de klas. Hij is niet populair bij de jongens omdat hij de verkeerde merken draagt. En sandalen. PW draagt heus, echt, nog sandalen en sokken. Dus meiden mijden hem ook. En hij heeft acnè. Über kansloos.

Leerkrachten zijn ook niet dol op hem. Vanwege zijn ADHD dus. Hoe PW dan mijn vriend werd?! Dat schrijf ik morgen wel weer op.

Ik ga nu beginnen aan de groepsopdracht die ik samen met Roos zou doen maar die ik nu in mijn uppie ga doen. Roos had gezegd dat ze zou mailen wat zij al gedaan had. Toen ik daarnet haar berichtje opende, stond daar dus alleen dit:

'Hé Sam! Ik heb ook even nagedacht over het nut van ontwikkelingshulp en weet je? Ik vind het nuttig. Nou, succes! Kusje Roos!'

Zaterdag 8 oktober

De allereerste schooldag, begon met een mentorochtend. De mentor - meneer Zwieten - zou ons een hele ochtend wegwijs maken in ons nieuwe leven in de brugklas. En iedereen moest vertellen wie hij was en van welke school hij kwam. En dan moest je ook nog iets bijzonders over jezelf vertellen, iets waar je goed in was, of iets dat je anders maakte dan de massa.

Steven kon goed breakdancen. Milou zat in een koor. Rashid was soms DJ op feestjes en kon goed draaien. Demi deed zo nu en dan modellenwerk.

'Ik kan een hele bol rauwe knoflook opeten in één minuut tijd!' had PieWie trots gezegd toen het zijn beurt was. 'Yuck...!' hadden een paar meisjes gezegd. 'Oew! Ranzig!'

Het was dus erg belangrijk wat je in die paar minuten over jezelf zou vertellen, want daarmee kon je je imago bouwen. Rashid was niet langer een Marokkaanse jongen, maar een DJ die op feestjes draaide. Cool.

Koortsachtig had ik bedacht wat ik dan zou gaan zeggen. Dat ik op commando hele harde boeren kon laten, waar ik in groep 8 altijd goed mee scoorde - dat zou ik nu maar niet vertellen. Wat dan wel?! Het angstzweet was me uitgebroken.
'Sam De Koning? Wil jij wat over jezelf vertellen?'
Nou, in ieder geval niet dat ik diabetes had natuurlijk! Dit was hét moment om een nieuwe start te maken en niet bekend te staan als 'de-jongen-met-diabetes'.
'Nou eh...ik ben dus Sam, ik ben twaalf en ik heb een zus die hier in de 3e VWO zit en nog een broertje die in groep 5 zit. Ik kom van basisschool De Molen.'
Het bleef even stil en iedereen keek me aan.
'En ik...eh.. kan heel goed tekenen. Ik teken graag strips en soms worden die gepubliceerd.'
'Dankjewel Sam,' zei meneer Zwieten toen 'dan zit je op deze school goed! Je kunt als plus-uur extra tekenles kiezen en er eindexamen in doen.'
Ik haalde opgelucht adem. Pfew! Ik was nu Sam de striptekenaar geworden.
'En dan zie ik hier nog staan, Sam,' zei meneer Zwieten opeens terwijl hij naar zijn papieren keek 'dat jij diabetes hebt?!'
Halverwege het opgelucht-adem-halen liet ik mijn schouders zakken.

'Eh. Ja' piepte ik en ik voelde hoe mijn hoofd zo rood als een kers werd.
'Wil je daar eens iets over vertellen? Weet iemand trouwens wat diabetes is?' vroeg meneer Zwieten aan de klas.
'Ja, dat is toch suikerziekte?' zei Jaap. 'Mijn oma heeft het ook. Die mag alleen suikervrije taartjes enzo.'
'Mijn opa heeft het ook!' riep Sarah uit.
Kijk, dat is nou het probleem met diabetes. Het is geen hippe ziekte! Het is een ziekte van oude dikke mensen die op gezondheidssandalen lopen! Althans - dat vinden veel kinderen als ik het ze vertel.
Er is niets überhip aan.
'Kom anders even voor de klas, Sam' zei meneer Zwieten 'dan kun je uitleggen wat het is.'
En zo stond ik op de allereerste schooldag voor de klas met een hoofd als een kers uit te leggen dat diabetes niet alleen iets is dat bij ouderen voor komt.
Ik vertelde over de alvleesklier, hoe deze insuline afgeeft als je iets gegeten had. Hoe die insuline de cellen in je lijf als het ware opent op het moment dat er glucose in het lichaam zit en hoe je deze glucose nodig hebt als energiebron. Ik vertelde dat je, als je diabetes hebt, geen eigen

insuline aanmaakt en het van buitenaf moet krijgen.

'Slik je dan pillen? Of een drankje?' vroeg Emma.

'Nee, insuline moet je spuiten of via een insulinepomp binnen krijgen.'

'Spuiten?! Oew!'

'Dat doet toch vreselijk veel pijn?'

'Spuit je dan jezelf? Man, dat is ziek!'

Ik legde uit dat het spuiten niet echt pijn doet en dat je met een insulinepomp niet hoeft te spuiten.

En natuurlijk moesten ze mijn pomp zien. Ik haalde hem uit mijn zak en hield hem omhoog.

'Dude, dat is een mobiel, geen pomp!' zei Rick.

'Nee, echt, dit is een pomp. Hij zit met een soort dun infuuslijntje in mijn lichaam.'

'Waar dan?'

Shit.

'Eh, mijn bil...'

Er werd gegrijnsd.

'Je kont?! Zit er een infuus in je kont?!' zei Steven en keek de klas rond. Een paar kinderen lachten. Steven zou dus bekend staan als de jongen die goed kon breakdancen en gevatte opmerkingen maakte. Bah. En ik als de jongen met het infuus in zijn bil. Erger kon het niet worden.

Meneer Zwieten klapte even in zijn handen.

'Rustig jongens, wat meer respect graag. Nou, dankjewel Sam, dat je ons dit verteld hebt. Nu schrijft je moeder hier dat je wel eens vaker naar de wc moet om te plassen en dat je dan niet kunt wachten tot het einde van de les?'

Nu werd er weer gelachen en ik kromp ineen. Het was zomaar opeens nog veel erger geworden.

'Eh. Ja. Als mijn bloedglucosewaarde hoog is, dan moet ik soms vaker plassen.'

'Kun je bloedglucosewaarde toelichten?'

'Dat is een meeteenheid, die zegt hoeveel glucose er in je bloed zit. Suiker dus, zeg maar. Normaal moet je tussen de 4 en 8 mmol zitten. Mmol is de eenheid waarmee je de hoeveelheid glucose uitdrukt. Zit je onder de 4, dan heb je kans dat je flauwvalt en moet je snel iets met suiker eten of drinken. En zit je flink boven die 8, dan wil je lichaam die extra glucose lozen en moet je dus vaker plassen.'

Roos trok haar neus op.

'Flauwvallen? Dat is eng!'

Meneer Zwieten keek de klas rond.

'Ja, dat is niet fijn. Weet je wat, Sam? Het zou goed zijn als jij een buddy toegewezen krijgt. Als je je dan echt niet lekker voelt vanwege je diabetes, kan hij even mee met je om wat te eten of om naar de wc te gaan want...'

Oh nee.

Ik schudde mijn hoofd.
'Nee! Dat is niet nodig hoor!'
Meneer Zwieten ging onverminderd voort.
'...we moeten niet hebben dat jij bewusteloos in het toilet ligt of zo. Nou, wie wil Sams buddy zijn?'
En omdat PW als eerste zijn vinger opstak - en als enige - werd PW mijn buddy. En sindsdien volgt PW me overal. Als ik moet plassen, staat hij buiten de wc te wachten en dan roept hij om de tel 'Joehoe! Sam! Ben je er nog?'

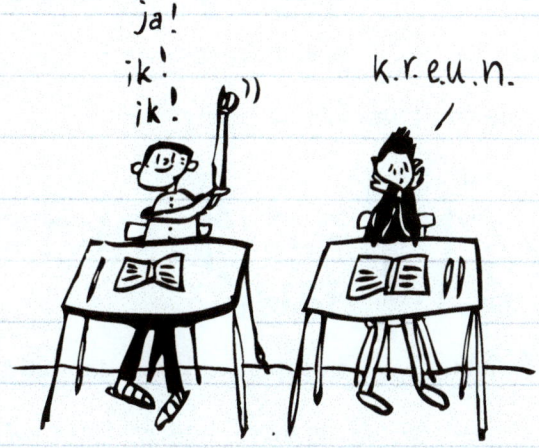

En als ik wat moet eten omdat ik een lage waarde heb, eet hij ook maar wat mee. PW is sinds hij mijn buddy is, al behoorlijk wat aangekomen. En omdat hij mijn buddy is, denkt PW ook dat we beste vrienden zijn.
Dus binnen een half uur tijd onderging ik een metamorfose. Van

striptekenaar naar jongen-die-vaak-plast-met-diabetes-en-die-buddy-nodig-heeft.

Trouwens, dat van dat striptekenen is echt waar! Ik kan mega goed strips tekenen en ik heb zelfs al een echte Superheld bedacht. E-M@n! E-M@n onderschept digitaal gespuis en ziet eruit als een kruising tussen Spiderman en Batman. Hij onderschept allerlei complotten op het internet en redt zo steeds de hele wereld.

En hij heeft GEEN diabetes.

Zondag 9 oktober

Geen tijd om in mijn diabetesboek te schrijven. Moet werken aan werkstuk over het nut van Ontwikkelingshulp.

Zondag 9 oktober 22.14 uur

Pfff. Maar wel een super werkstuk gemaakt! Alleen wel stom dat Roos haar naam er ook bij moet, haar bijdrage was nou niet bepaald erg groot. Aan de andere kant: misschien vindt ze me dan wel helemaal geweldig, als ze ziet wat ik allemaal voor haar doe.

Jasper MSN'de nog dat de verjaardag van Roos best leuk was. Niet teveel mensen, zei hij. Dus ik denk dat ze maar vijf mensen had uitgenodigd en Jasper zat ook op haar vorige school, dus het is logisch dat hij er dan ook was.

Maandag 10 oktober

18 mensen!?! Ze had 18 mensen uit de klas uitgenodigd! En we zijn maar met 25!
Ze was wel helemaal onder de indruk van het werkstuk.
'Wow, Sam! Acht bladzijden! Goed hoor! Nu maar hopen dat we een goed punt hebben. Hé, we zijn een goed team, samen!'
Ik begrijp het teamgedeelte niet helemaal.
PW zegt dat ik me laat gebruiken door haar. Ik denk dat PW voor ééns in zijn leven gelijk heeft. Wat een rotdag! Rotter wordt het niet...

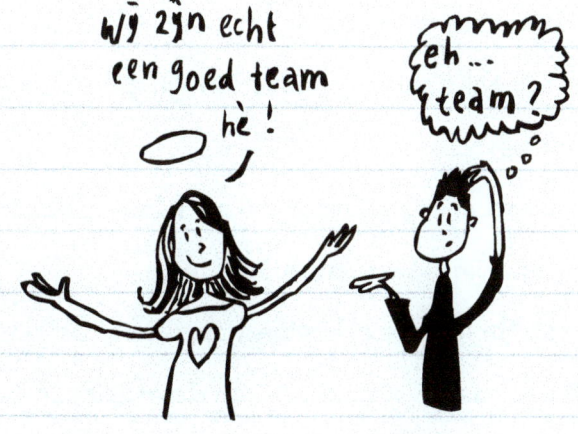

Maandag 10 oktober

Dus wel.

'Sam, lieverd, vergeet je niet dat we morgen naar diabetesspreekuur moeten? En vul je nog even je bloedglucosewaarden en je insulinebolussen in? Dan printen we dat uit en nemen het mee.

Uh oh.

Da's waar.

Ik moet eigenlijk iedere dag mijn waarden en hoeveel ik bolus in een Excel bestand zetten.

Alleen vergeet ik dat ook weer iedere avond. Er is vermoed ik iets enorm mis met mijn korte termijn geheugen als het gaat om diabetes – ik vergeet gewoon vaak te meten en bolussen. Maar daar kan ik dus niets aan doen, dat ligt echt aan mijn korte termijn geheugen en dat daar iets mis mee moet zijn.

En ik had er erg weinig zin in nu. Maar ik pakte mijn meter, de laptop en ging op mijn kamer zitten.

Ik startte het Excel bestand op, drukte op een paar knoppen van de meter en keek naar mijn waarden van de afgelopen week.

Nou, dat waren er niet echt heel veel...

Ik had maar een keer of tien gemeten, over een hele week.

Dat ging Dr. Peemig niet goed vinden.

Ik beet op mijn lip en begon de eerste waarde in te vullen. En ik zette er wat waarden bij, die dag. Waarden die ik ter plekke verzon.

Er stonden, bij de keren dat ik wel had gemeten, drie HI's.

Ook niet iets waar Dr. Peemig nou altijd erg blij van werd. Hij sprong nou nooit eens op om dan te juichen 'We hebben een H, we hebben een I, we hebben een HI!'

Ik pakte mijn insulinepomp en duwde op de 'geschiedenis' knop. Shit. Ook al zo weinig waarden. Ik was gewoon een aantal malen vergeten te bolussen!

Vandaar de HI's.

Als ik nu eens...

Ik vulde weer wat waarden in.

9,4 klonk goed. 5,6 ook.

Ik schreef wat bolussen op. 3 eenheden daar, 2,5 hier. De HI's liet ik achterwege en ik maakte er 11,2 van. Na een poosje keek ik naar mijn bestand.

Het zag er allemaal erg goed uit, al zei ik het zelf! Een modelbestand. Niet echt reëel, dus ik vulde snel nog twee lage waarden in en vooruit, ook nog een 16,3 mmol. Zo. Nu zou iedereen tevreden zijn. Dr. Peemig, Karin Huysmuis en pap en mam. En dan kon ik het vanaf morgen gewoon weer goed bij gaan houden. Zo moeilijk kon dat niet zijn.

Dinsdag 11 oktober

Er is niets leuk aan een diabetesspreekuur. De artsen hebben altijd het idee dat als de wachtkamer maar vol zit met kinderen die allemaal diabetes hebben en ongeveer dezelfde leeftijd, we dan gezellig aan de praat raken en gaan keuvelen over onze diabetes.

Maar je kunt altijd een speld horen vallen in de wachtkamer.

Nou ja, naald eigenlijk. Er is altijd wel iemand wiens moeder of vader zegt dat er nog even geprikt en gemeten moet worden.

Verder zeggen we niets tegen elkaar.

We hebben namelijk allemaal één ding gemeen: niemand van ons wil daar moeten zitten, in die wachtkamer. En niemand van ons wil diabetes hebben.

Het was druk in de wachtkamer, toen we kwamen.

'Zo zo,' zei mijn moeder 'druk!'

Er zaten zeker nog zeven kinderen met hun ouders te wachten. Ik herkende er twee van eerdere bezoeken aan de poli. Een meisje met rood haar en een jongen met krullen.

Ik plofte neer naast een jongen die helemaal in het zwart gekleed was en een pet over zijn hoofd had getrokken. Alsof hij hier niet was.

Mam ging naast mij zitten.

'Sam De Koning?' De receptioniste kwam de ruimte binnen met mijn dossier.

Ik stak mijn hand op en moest mijn schoenen uit doen om op de weegschaal te gaan staan. Die weegschaal staat in de wachtkamer in een hoek. En ik was ook vergeten schone sokken aan te trekken. Zonder dat te zien, rook ik dat al.

Niemand zei iets. Alleen duwde één vader achter hem een raampje open en de receptioniste bleef op afstand staan en vroeg me te zeggen hoeveel ik nu woog.

'48,7 kilo' zei ik hees. Ze knikte en gebaarde naar mijn schoenen. "Trek maar snel weer aan en dan even je bloeddruk laten meten.'

Dat is dus zo stom aan diabetes.

Je bent de hele tijd een cijfer. Je bent een gewicht, je bent een bloeddruk, je bent een bloedglucosewaarde of een HbA1C. Je bent een insulinedosis en een lengte.

*

We moesten met elkaar naar een vergaderruimte lopen.

'We hebben besloten,' zei Dr. Peemig en hij haalde een hand door zijn grijzige haren 'dat we de tieners graag wat vaker in groepsverband zien. Jullie kunnen dan ook van elkaar leren en ervaringen delen en wij denken dat, in de levensfase waarin jullie je bevinden, dat heel prettig kan zijn.'

Wij moesten in een cirkel gaan zitten en de ouders zaten daaromheen. Dr. Peemig, mevrouw Huysmuis en mevrouw Balemans, de psychologe, zaten ook in de binnencirkel.

Dr. Peemig pakte het eerste dossier van de stapel.

Iedereen draaide wat op zijn stoel en hing onderuit.

Alleen de ouders zaten alert te luisteren.

'Ehm, Nathalie...' Dr. Peemig keek op naar het roodharige meisje 'om maar met jou te beginnen. Je HbA1C is gestegen naar 11,3. Dat is een forse verhoging ten opzichte van de vorige keer, toen was het ...' Hij keek op zijn papieren '8,1. Niet al te best dus. En je hebt ook al weken geen Excel bestandje doorgemaild. Heb je er zelf een verklaring voor?'

Nathalie haalde haar schouders op.

'Dat Excel bestandje ben ik kwijt' zei ze luchtig.

'Ja...' Dr. Peemig leunde met zijn ellebogen op zijn knieën. 'Ja... Spuit je wel voldoende?'

'Nee!' riep opeens een stem achter Nathalie.

'Mam!' siste Nathalie kwaad. De psychologe maakte bedachtzaam aantekeningen.

'Moeder van Nathalie, waarom vindt u dat ze onvoldoende spuit?'

Nathalie was ondertussen op haar stoel gedraaid en keek haar moeder boos en waarschuwend aan.

Haar moeder, rode vlekken in haar hals en net zulk rood haar als haar dochter, keek Nathalie aan met iets dat een mengeling tussen smeken en medelijden leek.

'Je spuit niet voldoende. Je vind jezelf te dik en je hebt gelezen dat door hoog te blijven zitten je afvalt.'

"Mahaaam!' zei Nathalie boos. 'Dat is niet waar!'

'Dat is wel waar, Nat,' zei haar moeder nu bijna huilend. De andere ouders staarden vol medelijden naar Nathalie's moeder en wij keken geïnteresseerd van de één naar de ander. Hoe langer ze bij Nathalie zouden blijven hangen, hoe minder tijd ze aan de rest van ons zouden besteden!

'Je bent al maanden geobsedeerd door je gewicht. Terwijl je prachtig bent zoals je bent! Maar wij zien dat je te weinig insuline neemt! Je spuit nu zo'n beetje de hoeveelheid die je voorgeschreven kreeg toen je zes was - net genoeg om niet met een coma in het ziekenhuis te belanden!'

Nathalie zweeg en staarde naar de vloer.

'Is dat zo, Nathalie?' vroeg Dr. Peemig.

'Nee!' Maar ze keek hem niet aan en frutselde aan haar vest.

'Muriel? Wat kun jij hierover zeggen?' Dr. Peemig keek de psychologe aan.

"Tja. Meisjes in die leeftijd doen dat soms. Ze willen afvallen en hebben dan ergens gelezen dat ze sneller afvallen als ze vaak een hogere waarde hebben. Dat klopt ook ergens, maar is een hele gevaarlijke manier om af te vallen.'

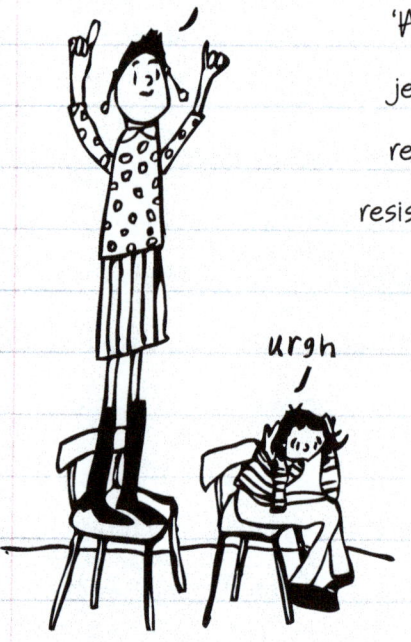

Nathalie leek wat te krimpen.

'Als je steeds hoog zit in je bloedglucose, raak je ontregeld. Je lichaam gaat steeds trager reageren op de insuline. Je bouwt insuline resistentie op, je lichaam wordt ongevoeliger voor insuline. Het is een hele slechte manier om af te vallen. Je pleegt enorme roofbouw op je lijf. Je lichaam moet steeds maar weer die hoge waarden op zien te vangen en uiteindelijk beschadig je daarmee je lichaam van binnen uit.'

'Zie je wel!' riep Nathalie's moeder uit. 'Voor je het weet ben je... nou, blind of zo!'

Dat is iets waar ouders je graag op wijzen. Dat je, wanneer je niet goed voor je diabetes zorgt, allerlei complicaties kunt krijgen.

Maar het leven zit nu al vol complicaties zoals:

1. hoeveel puisten ga ik krijgen en beïnvloedt dat mijn kansen op verkering? Wat als er een puistje knapt net als je iemand zoent? Trouwens, hoe zoen je?!

2. hoe kom ik aan Call Of Duty voor mijn Xbox zonder dat mijn ouders over de leeftijdsgrens van 18 jaar gaan zeuren?

3. hoe zorg ik ervoor dat ik ongezien en met zo min mogelijk opgelopen lichamelijke schade aangebracht door het BRUGWUPWERPEN (populair onder 5de en 6de klassers) mijn eerste jaar op de middelbare school doorsta?

4. is alles aan mijn lijf wel normaal? Ik bedoel: je weet wel. Ben ik niet te klein? Groeit alles zoals het hoort?

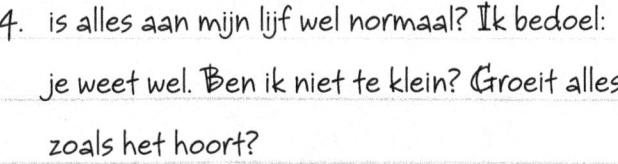

5. als mijn voeten in dit tempo doorgroeien (drie maten in één jaar!) – dan heb ik maat 63 tegen de tijd dat ik 25 ben. Zijn er wel Converse schoenen in die maat?

6. hoe kom ik van mijn rugzak maatje 'kampeertent' af?!

Het is dus al hartstikke gecompliceerd om gewoon Sam te zijn, in de tijd waarin ik leef - laat staan dat ik na moet gaan denken over de Sam die ik over twintig jaar of zo zal zijn.

Nathalie keek haar moeder kwaad aan.
'Ja hoor! Daar ga je weer! Ik kan blind worden, een teen verliezen, een been verliezen, aan de nierdialyse terecht komen, problemen met mijn zenuwen, hart en vaten krijgen, maagklachten krijgen, depressief worden, erectiestoornissen krijgen en...'

Dr. Peemis schraapte zijn keel.

'Dat laatste is niet helemaal waar, Nathalie. Jij als meisje kunt geen erectiestoornissen krijgen.'

Iedereen grinnikte wat.

'Whatever.' Nathalie kruiste haar armen demonstratief voor zich. 'Ik hoor of lees zo vaak wat ik allemaal wel niet kan krijgen. Maar ik heb genoeg hoor, ik heb al diabetes. En wie zegt dat als ik het allemaal netjes via de regels doe, ik al die complicaties niet toch krijg?! Nou?!'

Het was even stil. Ouders keken beschaamd naar de tafel voor hen. Wij keken bedrukt naar de grond.

Wat een klote ziekte eigenlijk!

Mam was de eerste die sprak. Ze kuchte even.

'Tja, ik weet niet hoe het met jullie zit,' ze keek de andere ouders aan 'maar ik doe dat ook wel eens. Roepen dat hij wel beter op zich zelf moet passen omdat hij anders later van de complicaties last krijgt.'

Alle ouders knikten heftig hun instemming.

'En ik denk dat het voor onze kinderen' ze wees naar de kring waar wij zaten 'goed is om te begrijpen dat we dat zeggen omdat we het beste met ze voor hebben.'

'Ja, die is lekker' zei een andere jongen nu 'moet ik me beter voelen als mijn vader de hele tijd roept dat ik later in een rolstoel beland als ik niet vaker meet?!'

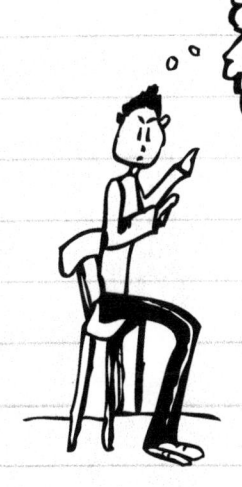

'Nou,' zei een vader die verderop zat 'dat zeggen wij als ouders niet om jullie te pesten. Je wilt als ouder je kind zoveel mogelijk beschermen. En zolang jullie nog onder de elf of zo zijn, lukt dat meestal best aardig. Dan bepalen wij vaak wanneer je meet en spuit en zo. En wat je eet. Maar zodra jullie naar de middelbare school gaan, lijkt het wel of jullie je diabetes afgeschaft hebben. Jullie eten wat je maar wilt, als je op school bent. Jullie meten nauwelijks, laat staan dat je nog insuline spuit, want daar is dan zogenaamd te weinig tijd voor. Maar er is wel tijd om in de rij van de kantine te gaan staan wachten op je worstenbrood of gevulde koek. Dat is voor ons ook lastig hoor!'

'Pap,' zei het meisje naast me 'als jij moest kiezen tussen met je vrienden in de kantine in de rij staan voor iets lekkers of je afzonderen in een wc om jezelf te spuiten, wat zou jij dan doen?!'

'Nou,' zei Dr. Peemig droog 'een pomp nemen. Hoef je niet naar het toilet om jezelf te spuiten. Ik heb het je al eerder voorgesteld, Eva. Een insulinepomp lost dat soort problemen op!'

'Ja, duh. En dan ziet iedereen gelijk dat ik wat heb. Hangt er zo'n apparaat aan m'n lijf en loop ik in mijn bikini rond met een ventiel in m'n buik. Nee, dank je!'

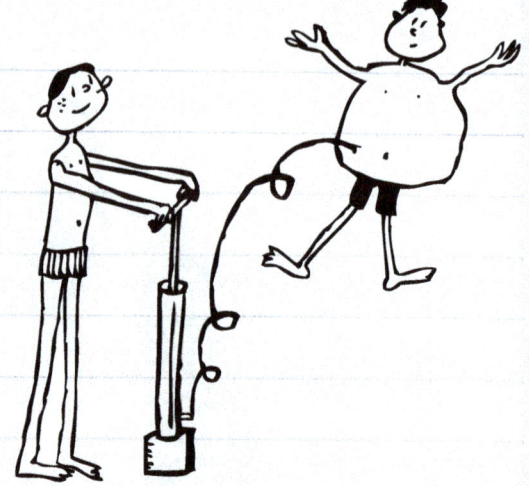

Zaterdag 15 oktober

Gisteravond met PW naar de bioscoop geweest. PW vroeg of ik zin had in popcorn en we namen allebei de grootste emmer. Die is zo groot dat je er een kleuter in zou kunnen zetten en illegaal de bios in kan smokkelen. Of je hond, maar dan krijg je popcorn met een hondensmaakje. Daarnaast namen we ook nog een colaatje. Ik een light uiteraard, want je moet als diabeet wel op je waarde blijven letten. Ik boluste wat voor de popcorn, maar aan het einde van de avond zat ik toch op HI.... Vast te weinig gebolust voor de popcorn en ik boluste nog wat bij.
Toen ik thuis kwam, vroeg mam wat mijn waarde was. Dat is overigens altijd de tweede vraag. De eerste is altijd 'hoe was het bij de film/op school/bij PieterWillem/op het feest/bij de voetbal/waar dan ook' en de tweede die gelijk volgt 'hoe was je waarde?' Erg irritant eigenlijk. Ik vraag

haar ook niet 'Hoe was het bij de film/op het werk/bij het shoppen/ op het feest/bij de zumba/waar dan ook? En hoeveel weeg je nu?' (oké, dat is wat anders, maar goed. Soms is het gewoon irritant.)
Ik zei dat het wat aan de hoge kant was omdat ik popcorn op had. Ze fronste gelijk en vroeg hoe hoog dan.
'12,4' zei ik.
Ze knikte bedenkelijk. 'Nou, valt niet tegen' zei ze, 'dan heb je het goed gedaan!'
Dat liegen gaat me best goed af en het scheelt een hele hoop gedoe en gezeur. Best wel lekker eigenlijk.
Nog een weekje school en dan een week vakantie!!!! Lekker uitslapen en niets doen! Alleen de komende week nog wel twee SO'tjes en een proefwerk.

Zondag 16 oktober

Op Hyves vond ik dat meisje van de spreekkamer. Nathalie. Ik heb haar gevraagd om me toe te voegen als vriend. Vond haar wel aardig. Verder moet ik vandaag studeren. Bwuh. En een Excel bestandje invullen voor Huysmuis. Maar dat heb ik zo gedaan... gewoon een waarde hier invullen en daar en dan is het weer zo gepiept.
Oh.
Berichtje.

Nathalie heeft mij geaccepteerd en ze begint gelijk te krabbelen!
(...)

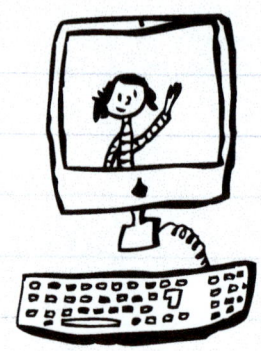

Daar ben ik weer. Nathalie krabbelde gelijk dat ze het zo suf vond, die diabetesspreekuren. En dat ze de volgende keer een look-a-like zou inhuren om te gaan, haha!
Ze zit ook in de brugklas, maar dan op een andere school.
Nathalie...

Dinsdag 17 oktober

Ik ga emigreren. Of sparen voor plastische chirurgie en een nieuw gezicht.
Dit was zonder twijfel de ergste dag van mijn leven.

Oké. Ik schrijf het maar op dan.
We hadden een proefwerk wiskunde. Had ik op zich prima voor geleerd. Voordat we de klas in gingen, nam ik nog even een Mars. Even energie tanken!
Halverwege het proefwerk ging het mis. Ik moest vreselijk plassen. Mocht niet. Ik zei dat het echt echt echt moest, en mevrouw Reinman vroeg of ik het toch niet even op kon houden nog. Maar dat ging niet en uiteindelijk mocht ik naar de wc.
Ik zat net weer tien minuten aan het proefwerk, toen ik weer moest...

Ik pakte mijn meetset. Toch maar even checken. En ja, HI.
Ik checkte mijn pomp en zag dat ik vergeten was te bolussen voor de Mars. Stom! En toen ik wilde bolussen hoorde ik een piepje. Alarm. Mijn infuussetje zat verstopt.
Mevrouw Reinman stond ondertussen naast me. Geïrriteerd vroeg ze wat ik nu allemaal aan het doen was en ze zei dat ik iedereen zo stoorde in het proefwerk. Ik zei dat mijn infuusset verstopt zat en dat ik een nieuw setje in moest brengen.
'Kan dat niet na het proefwerk?' vroeg ze en ik schudde mijn hoofd. Natuurlijk niet! Dan kon ik al in coma over mijn proefwerk heen liggen!
Ze knikte dat het dan maar moest en ik pakte mijn tas om een setje te pakken. Helaas zat er geen setje meer in.
'Heb je niets in je kluisje liggen?' vroeg ze en ze gaf me toestemming naar mijn kluisje te gaan.

Nu eerst even iets over kluisjes:
Kluisjes zijn gemaakt om je te pesten. Ten eerste krijg je vaak een kluisje dat net iets te hoog is of zo laag, dat je op je buik op de grond moet liggen om erbij te kunnen.
Daarnaast zijn ze zo klein, dat je er niet alles in kwijt

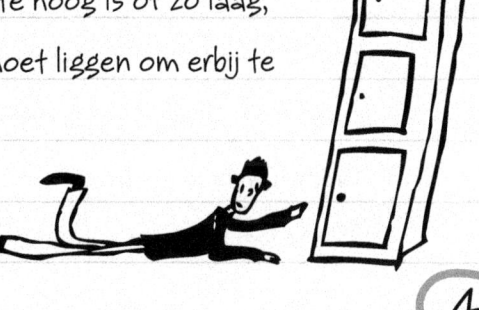

kunt, tenzij je met bovenmenselijke krachten de boel erin propt. Nadeel is dan dat wanneer je je kluisje opent, de hele boel eruit gedonderd komt (overigens is dat soms handig, want dan zie je opeens dat lunchpakketje liggen van twee weken geleden. Dat lunchpakketje is dan al veranderd in iets dat op een harige dode cavia lijkt).

Dus een hoop brugwuppen sjouwen hun boeken maar mee, want in het kluisje passen ze niet meer.

Ik heb in mijn kluisje ook een noodvoorraadje eten liggen. Een paar zakken drop, een rol koekjes, een paar chocolade repen. En het grote voordeel is dat mijn ouders geen sleutel van dat kluisje hebben en alles wat daarin ligt, dus echt van mij is!

Nu zocht ik dus, tussen alle zakken drop, boeken, gymkleding (oh! Daar lagen mijn sokken!) en mijn jas, een infuussetje.

Ook al niet! Paniekerig stond ik op. Wat nu?! Zonder infuussetje zou ik nooit de dag doorkomen! Ik zat nu al HI en wie weet hoe hoog dat al was - dat kon wel 50 zijn of zo! Voelde ik me al niet heel licht in mijn hoofd worden?! En als ik niet regelde dat ik NU een setje kreeg, zou ik zomaar dood kunnen gaan en er over twee weken ook uitzien als een harige dode cavia! Haaaargh!

Ik pakte mijn mobiel en belde mam op. Ik legde alles uit en ze zei dat ze eraan zou komen met de spullen. 'Over een kwartier kan ik er zijn, goed? Waar kan ik je vinden?'

'Ik sta wel buiten de ingang mam, dan hoef je me niet te zoeken op het schoolplein.'

Ik zweette inmiddels peentjes (geen idee waar die uitdrukking vandaan komt. Ik heb nog nooit iemand gezien met worteltjes op zijn gezicht), liep naar buiten en ging net buiten de poort zitten. Bah, ik voelde me helemaal niet goed. Draaierig, misselijk...

Mam kwam na een eeuwigheid en parkeerde voor de ingang. Nou ja, zo leek het. Ik liep op de auto af en stapte in.

'Jee, Sam! Je ziet lijkwit! Nou, wat naar toch! Hoe kan het nou dat je geen setjes bij je had?' zei ze bezorgd.

Maar ik had echt geen zin in een diepgaande analyse over waarom ik geen setjes bij had. Ik wilde insuline. Hier en nu!

Mam maakte het setje in orde met de inschieter.

'Wil je het in de auto doen?'

Ik zei dat het beter was, hoe eerder hoe liever. En in de aula liepen allemaal kinderen en ik wilde echt geen publiek erbij hebben!

Ik trok mijn T-shirt wat omhoog en haalde de oude set eruit.

Mam keek naar mijn buik en schudde haar hoofd.

'Daar gaat hij even niet in, Sam. Je hebt allemaal spuitplekken.'

Ik keek naar mijn buik. 'Ik dacht dat het een sixpack was...' mompelde ik.

'Nee, spuitplekken, kijk maar naar die verhardingen hier. En als ik hem in een spuitplek zit, wordt de insuline minder goed opgenomen. Dus het wordt in je bil.'

Als je op HI zit en je voelt je ellendig, interesseert zoiets je opeens niet meer. Dus ik trok mijn broek naar beneden en ging voor zover mogelijk, staan in de auto, zodat mam erbij kon. Mijn gezicht zat wel zo'n beetje tegen de ruit geplakt, maar zo kon ik tenminste het schoolplein in de gaten houden en kijken of er niemand aankwam die me in deze benarde positie met ontblote billen zou zien.

Mam zocht een plekje en zette de schieter erop. Ze heeft een trucje, ze leidt me altijd af met een grapje of vraag en dan beng! Schiet ze de set erin net als je hem niet verwacht.

Ze schoot hem erin en de naald zat nog, toen ik achter me een hoop kabaal hoorde.

'Oh,' zei mam 'volgens mij fietst er een hele klas langs.'

En ja. Daar fietste klas 3A voorbij, de klas van mijn zus, op weg naar de gym... En allemaal zagen ze hoe ik met bloot achterwerk in de auto stond, terwijl mijn moeder er een naald uit haalde...

'Mam...' piepte ik met een knalrood hoofd 'dit is Über erg...!'

Mam beet op haar lip. Ze knikte even. Ik trok ondertussen zittend mijn broek zo snel mogelijk weer aan en keek vooral niet naar haar kant, waar klas 3 A voorbij fietste.

'Misschien hebben ze je niet herkend!' zei mam bemoedigend.

'Hé! Dat is toch Sam, uit 1B, die daar in zijn blote kont stond?! Juul, dat is toch jouw broer?!' hoorde ik iemand in het voorbij gaan roepen. Ik zag Julie fietsen met een knalrood gezicht. Ze keek ons woedend aan.

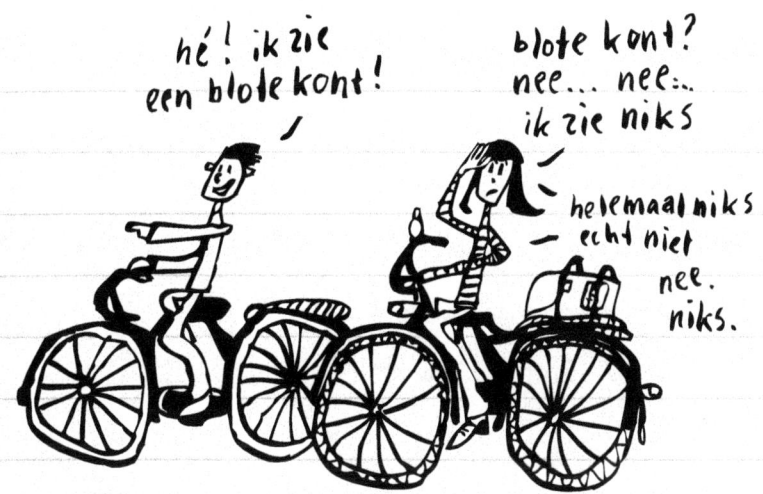

'Oh', zei mam en lachte een beetje. 'Bolus je gelijk voldoende? En hier zijn extra sets voor in je kluis. En stop er een inschieter bij. Over een uur moet je meten, dan moet je al wel gezakt zijn. Als dat niet zo is, weer een nieuwe set erin en ja, die moet dan maar even in je buik, maar vermijd die harde plekken.'

De klas van Julie was inmiddels voorbij gefietst. Ik zag nog wat jongens lachend naar de auto kijken, terwijl ze weg fietsten. Mam volgde mijn blik en legde even een hand op mijn schouder.

'Ach Sam... morgen is het oud nieuws, schat. Dan heeft niemand het er meer over!'

Juul was woedend toen ze thuis kwam.

'Shit Sam! Kon dat niet even ergens anders?! Nu denkt iedereen dat ik een debiel broertje heb!'

'Ik hoop toch', zei mam 'dat je hebt uitgelegd dat hij diabetes heeft en hoe de vork in de steel zat vandaag.'

'Nee!' zei Juul geïrriteerd. 'Ik heb gewoon gezegd dat hij debiel was.'

Woensdag 18 oktober

Het stond echt op mijn kluisje. Met stift.

Sam Bill de Koning.

PW keek van mijn kluisje naar mij.

'Waarom staat daar nu Bill?!'

Op dat moment kwamen er net wat 3A leerlingen aan. Ze stootten elkaar aan en één van hen zei 'Daar heb je Sam, met z'n blote billen gezicht!' De anderen proestten het uit en ze liepen voorbij.

PW keek me aan. 'Waar gaat dat allemaal over?!'

Met een tissue waarop ik wat spuug had gedaan, schrobde ik de naam weg van mijn kluisje.

'Niets. Alles.'

Emigreren lijkt nog steeds de beste optie...

Gisteren was trouwens nog meer gedoe. Na het incident met 3A, liep mam met me mee de school in. En daar bleek iedereen zo'n beetje op zoek naar mij te zijn gegaan.

'Sam! Daar ben je gelukkig!' zei mijn tekenleraar, die op de gang liep. 'Ga maar gauw naar de afdelingsleider, want volgens mij wordt je gezocht!'

Mam liep mee. En inderdaad - toen ik naar mijn kluisje was gegaan om een infuussetje te zoeken, was mevrouw Reinman ervan uitgegaan dat ik direct terug zou komen. Alleen was ik dus naar buiten gegaan om op mam te wachten en had dat tegen niemand verteld. Na een poos was mevrouw Reinman ongerust geworden en toen stuurde ze Lieke, die al klaar was met proefwerk, naar de kluisjes toe om mij te zoeken, maar daar was ik natuurlijk niet. Lieke ging terug naar de klas en PW zei dat ik misschien wel bewusteloos lag en is mevrouw Reinman naar mevrouw Willems, de afdelingsleidster, gegaan en zo zocht opeens iedereen me.

Gelukkig begrepen ze het wel en mam kon natuurlijk uitleggen wat er aan de hand was geweest, maar het was toch een beetje raar. Mevrouw Willems zei dat ik voortaan beter bij de receptie kan wachten in plaats van aan de kant van de weg.

Maar ik had het dus wel even helemaal gehad met al die stomme diabetes toestanden!

Toen ik net diabetes had, schaamde ik me er niet zo voor om gespoten te worden in het openbaar. Daar hadden pap en mam op gehamerd. 'Je mag je nooit schamen voor je diabetes, begrijp je, Sam? Want jij kan er niets aan doen dat je het hebt en je moet wel gewoon meten en spuiten, zonder je iets aan te trekken van de mensen om je heen.' Toen vond ik dat nooit een probleem. Overal waar het nodig was, prikte ik mezelf of liet me spuiten in mijn bovenbeen of bil. No problem.

Maar ja, dat was wel toen ik jong was. Sinds ik op de middelbare zit, heb ik er niet zo'n zin in om die dingen in het openbaar te doen. Gelukkig heb ik nu natuurlijk een pomp en hoef ik niet meer te spuiten.

Ik heb trouwens wel één voordeel ontdekt van diabetes: meisjes vinden het reuze interessant. Ze roepen altijd
'Oeh! Sam! Iek!' als ik een druppel bloed uit mijn vinger duw. En als ik een hypo heb, lopen zij om een glaasje water te halen en vragen of het wel gaat en of ze iets moeten doen. Soms doe ik maar of ik een hypo heb, zeker als Roos in de buurt is. Dan vraagt ze bezorgd of ze iets kan doen en geeft me snoep en blijft bij me zitten tot het weer gaat. Maar dat is dan ook het enige voordeel dat ik heb kunnen ontdekken.

Vrijdagavond is er een feest op school! En daarna een week lang vakantie! Roos heeft gevraagd of ik en PW ook eerst langs Stijn zouden gaan. Stijn zit in de tweede. Cool. Een groepje uit de klas zou eerst naar hem gaan en van daar naar het feest fietsen met elkaar. Natuurlijk ga ik! Zeker als Roos dat vraagt!
Maar nu eerst weer naar de voetbaltraining.

Donderdag 19 oktober

Ook zo'n hekel aan: als ik even chagrijnig ben of ruzie heb met Lars of Juul, moet ik gelijk meten. 'Je zit vast hoog, dat je zo naar doet!' roepen pap en mam dan en dan moet ik meten. Alsof ik nooit eens gewoon chagrijnig mag zijn...
Dus toen ik tegen Lars was uitgevallen omdat hij aan mijn DS zat, zei mam dat ik moest meten en het bleek HI te zijn.

ondanks alle toestanden... prikken, bolussen, gedoe... in je blote kont op het schoolplein... Argh...

kan ik... optimistisch als ik ben... tóch één positief ding noemen... van die hele diabetes...

may I present you: tadaaa... → de meiden

ze halen glaasjes water: → bezorgde blik   oeh ja, ik voel me net wat zwakjes   en zoetigheid: snoep? ohh dankje, daar was ik precies aan toe

oeh bloed! ahh wat zielig! leven intens mee   jaaa... 't is zwaar hoor   populair zijn

Geïrriteerd keek ze naar de meter.

'Verdorie, Sam, dat is al de tweede veel te hoge waarde in twee dagen tijd. Dat gaat niet goed zo. Bolus nu even goed. Weet je wat, pak de laptop even, dan vullen we samen je Excel bestand in.'

Oh oh.

Als ze met mijn meter aan de slag gaat, ziet ze zo dat ik de werkelijkheid wat opgefraaid heb (oké, ik zeg het maar gewoon - dat ik de boel belazer...) En als ze daar achter komt, dan denk ik dat ze me laat adopteren of zo.

'Heb je inmiddels gebolust?' vraagt ze en start de laptop op.

'Ja. Zes.'

'Prima. Nou, we vullen het wel vanaf gisteren in. Jij leest voor: tijdstip, waarde, aantal eenheden gebolust. Ik voer in.'

Yes! Hoef ik mijn meter niet uit handen te geven!

Ik scroll naar de beginwaarde van de dag ervoor.

'Eh, 16,7.'

Mam trekt even een wenkbrauw op. 'Oké...da's een hoge waarde om op wakker te worden. Dat zou tussen de 4 en 8 moeten zijn.'

'Nou, eh... het is niet de waarde waar ik op wakker werd. Dit is een waarde van gisterenmiddag, 13.20 uur.' Ik voel dat ik rood word.

'Heb je niet eerder op de dag gemeten dan om 13.20 uur?!? Sahaam....!', zegt ze en de frons boven haar wenkbrauwen wordt boos.

'Sorry' mompel ik 'ik had te weinig tijd. En 's ochtends was ik anders te laat gekomen op school.'

Ze zucht. 'Goed, volgende dan.'

Ik lees voor. 23,4 mmol/l. Om 20.35 uur. Hé, waarom lukt het niet om te liegen nu, recht in haar gezicht?

'Heb je nou echt maar twee keer gemeten gisteren?! Verdomme, je weet toch dat je dan niet goed zit? Dat je achter de feiten aanloopt?!'

Ik heb toch altijd zo'n hekel aan dit soort gesprekken! Mam is dan eerst nog begripvol, maar ik hoor de boze ondertoon al. Dan is ze teleurgesteld en vervolgens krijg ik een preek. En soms is ze verdrietig. Ik haat dit soort gesprekken. Mam zegt ook altijd dat ze dit soort gesprekken liever niet voert, dus waarom doet ze het dan?!? We gaan verder en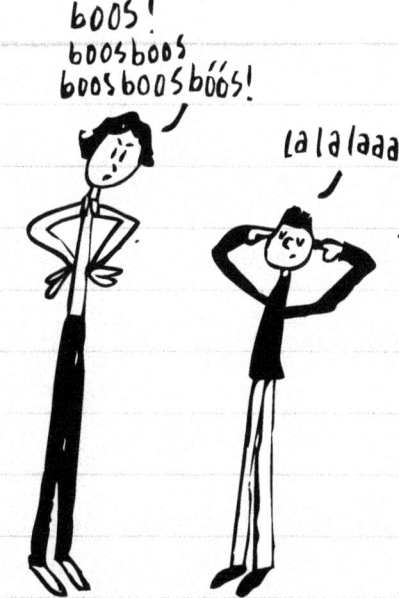
mam begint steeds driftiger te typen. Ook vandaag heb ik maar twee keer gemeten en ik ben vergeten te bolussen voor het eten.

Excuus dat je kunt gebruiken als je op je kop krijgt omdat je vergeten bent te meten

• ik werd door een Anti Terrorisme Eenheid opgepakt omdat

iemand dacht dat mijn meter een bomactivator was. De meter is daarna door een bomexpert tot ontploffing gebracht...

'Vergeten te bolussen?!' Mams stem wordt luider en Julie, mijn zus, kijkt gestoord op vanaf de bank, waar ze GTST zit te kijken.
'Kan het iets zachter, mam, ik versta het niet.'
Mam kijkt alsof ze door een adder gebeten is.
'Dan ga je maar boven kijken, Julie de Koning! Dit is belangrijker!'
'Boven is het beeld niet zo scherp!' klaagt Julie maar staat mokkend op en sjokt de kamer uit.
'Hoe kun je nou vergeten te bolussen!?! Dat is een een-tweetje: eten is bolussen! En dat meten, waarom heb je zo weinig gemeten? Dan kun je nooit anticiperen op wat er in je lijf gebeurt!'
Ik knik en laat mijn hoofd zakken. Natuurlijk heeft ze gelijk. Maar het is allemaal makkelijker gezegd dan gedaan.
De preek begint. 'Het is voor jouw lichaam zo zwaar om steeds maar weer die hoge waarden op te vangen, dat richt gewoon schade aan. Die schade zie je nog niet, maar later wel. En dan is het te laat!'
Haar stem slaat een paar keer over en ik staar naar het tafelblad.
'Waarom wil dat nou allemaal maar niet doordringen?! Je moet echt beter op jezelf gaan letten, Sam. Je bent dertien ik mag toch verwachten dat je al iets meer aan je diabetes doet dan dit! Gewoon zes keer per dag meten, minstens! Zo moeilijk is dat allemaal niet!'

'Hoe weet jij dat nou!?' roep ik uit. 'Het is helemaal niet zo makkelijk om daar allemaal aan te denken! En de tijd tussen twee lessen is veel te kort om ook nog eens te meten en bovendien, dacht je dat het prettig was, iedere keer in je vinger prikken?! Dat gaat pijn doen hoor!' En tot mijn schrik merk ik dat ik bijna huil. Maar mam ook.

'Nee, ik weet ook wel dat het niet makkelijk is! En nee, ik weet niet hoe het is om diabetes te hebben! Net zo min als ik weet hoe het is om staand te kunnen plassen tegen een boom! Maar dat wil niet zeggen dat ik me er niet een voorstelling van kan maken! En jij hebt nu eenmaal diabetes en het zal nooit overgaan en als je niet voor jezelf zorgt dan...dan... nou, weet ik het! Dan krijg je hartproblemen of je gaat aan de dialyse! En even voor de goede orde: dat betekent drie maal per week een dag in het ziekenhuis zitten om je bloed te laten schoonmaken. Dat betekent niet meer op vakantie of alleen met heel veel moeite! Dus het lijkt mij Sam, dat jij jezelf maar eens een schop onder je kont moet geven en gewoon de boel weer eens onder controle krijgt! En dat je dan een keer HI hebt, dat is dan maar zo, maar een HI omdat je niet bolust en niet meet - daar kan ik niets mee!'

Ik kijk haar aan en hap naar adem.

'Nierdialyse?! Waar slaat dat nou weer op?!' Maar er rinkelen wel wat alarmbellen in mijn hoofd.

'Gewoon Sam, dat als je niet voor jezelf zorgt en steeds maar die hoge waarden oké vindt, je nieren tig keer zo hard moeten werken en dus ook eerder versleten zullen zijn dan in een normale situatie.' Ze klinkt nu verdrietig en wanhopig. 'Sam... als jouw moeder wil ik graag dat het zo goed mogelijk met je gaat. Maar je maakt een zeurmoeder van me. Een moeder die alleen maar moet vragen of je wel gemeten hebt en of je er wel aan denkt dat je bolust en hoeveel koolhydraten je naar binnen hebt gewerkt. Je maakt een bozige, verdrietige zeikerige moeder van me en dat wilde ik nooit zijn.'

'Ik heb hier toch ook nooit om gevraagd!?' zeg ik boos.

'Nee, maar wij ook niet! En als je het dan toch hebt, doe er dan in ieder geval alles aan om het zo goed mogelijk onder controle te houden. Dat je in je pubertijd schommelt, prima, dat hoort erbij. Maar al die keren dat je hoog zit omdat jij teveel snoept, of niet bolust of maar twee maal per dag meet - dat is niet acceptabel! Daarmee maak je je lichaam stuk en van mij maak je een jankerige zeikmoeder!'

We zwegen allebei.

Mam zuchtte.

'Stel nu, dat je voor iedere keer dat je zou meten, een euro zou krijgen...'

Ik veerde op. Now we're talking!

'...met een maximum van tien euro per dag. Wat zou dat met je doen?!'

'Nou... ik denk dat ik dan super vaak zou meten!' Wow! Tien euro per dag! Dat zou zomaar zeventig euro per week zijn! 'Dan zou ik sparen en dan had ik binnen no time een eigen flatscreen, een eigen PC, een beamer, een Xbox!'

Kijk, dan werd diabetes opeens zo maar leuk!

'En stel nu...' ging mam bedachtzaam verder 'dat je er geen euro voor krijgt, maar dat je er een piepklein stukje teen mee zou redden. Of de veroudering van je nieren tegen zou gaan. Je zicht langer goed zou blijven. Je hart lekker gezond kan blijven.'

Valkuil dus. Niks tien euro per dag.

'Hoe bedoel je, een stukje teen...?' vroeg ik behoedzaam.

'Nou, je weet wel wat ik bedoel. Stel dat het nu eens zo was dat je, in plaats van geld sparen voor een flatscreen en een Xbox, je lichaamsdelen kon sparen. Zodat jij zo gezond mogelijk oud zou kunnen worden. Wat heb je liever – die euro per meetbeurt of sparen voor je lichaam?!'

'Is dit een strikvraag?' vroeg ik achterdochtig.

'Nee' ze schudde haar hoofd. 'Geen strikvraag. Gewoon een open vraag: wat heb je liever - nu geld of straks een langer gezonder leven met behoud van zoveel mogelijk lichaamsdelen en lichaamsfuncties.'

Wat een stomme vraag!

Ik dacht na.

Stel dat ze het echt meende. Dan had ik binnen een jaar... even doorrekenen - 3640 euro!!!! Want natuurlijk zou het me dan lukken om tien keer per dag te meten! Kom op zeg, voor zo'n bedrag!
Dan zou ik alles kunnen kopen wat ik wilde! En ik zou door kunnen sparen en later een megavilla kopen! En een Maserati! Wow! Ik, Sam de K in een Maserati!

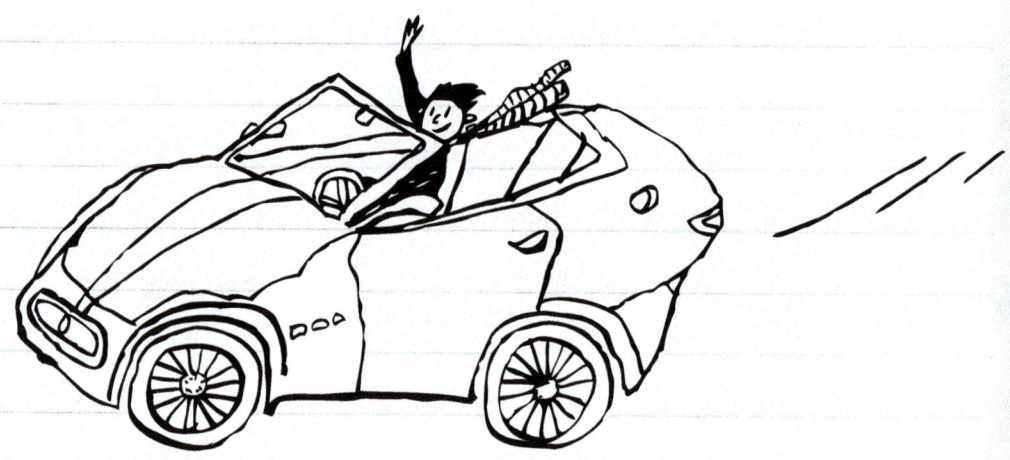

Maar wat had je aan een Maserati als je later het gaspedaal niet ingedrukt krijgt omdat je een voet miste? Of als je heel slechtziend zou worden?! Dan had je er ook geen zak aan! Dan kon je beter in een spuuglelijke Peugeot rijden en wel kunnen zien waar je reed, dan een beetje blind je Maserati aftasten in de garage. Of als je niet blind was, zou je misschien met die Maserati niet verder komen dan de parkeerplaats van het ziekenhuis waar je heen zou gaan voor je dialyse of zo.
'Wat een stomme vraag...' herhaalde ik. 'Als ik iedere keer zou meten, is

dat echt geen garantie hoor mam, dat ik al die lichaamsfuncties behoud en zo.'

'Nee,' ze haalde haar schouders op 'maar de kans erop is wel groter.'

'Sommige diabeten hebben nooit complicaties!'

'Klopt ook. Maar dat is zoiets als Russische Roulette - je weet het nooit. En als het eenmaal wel zo ver is dat je last krijgt van complicaties, is het te laat om je te bedenken dat je het heel anders had willen doen. Dan heeft de kogel het pistool al verlaten.'

Ze legde een arm om mijn schouder. We waren allebei weer 'moegestreden' zoals ze dat dan noemde. Moe van het bekvechten over die stomme diabetes.

'Hé mam!' zei ik opeens en porde haar in haar zij. 'Je kunt twee vliegen in één klap slaan... jij geeft mij een euro per meetbeurt, ik meet dus vaker én ik spaar ook nog eens lichaamsdelen!'

Ze duwde me lachend weg. 'Slim Sam! Haha! Aan je hersens mankeert nog niets, hoor ik wel! Maar probeer het gewoon eens zonder die euro, oké?' Ze gaf me een zoen op mijn hoofd en ik leunde tegen haar aan. Vanaf nu zou ik het veel beter gaan doen! Steeds meten! Nooit vergeten te bolussen!

Zaterdag 21 oktober
16.34 uur

Ai, dat feest liep ietsjes anders dan ik had gedacht.

PW en ik melden ons keurig op tijd bij Stijn, waar een groepje zou verzamelen voordat we naar het feest zouden gaan.

Maar voordat we bij Stijn waren, had ik al heel wat zwaarwegende beslissingen moeten nemen. Het zou tenslotte mijn allereerste brugklasfeest worden ooit. En dan moet je een onuitwisbare indruk maken. Nou, dat heb ik gedaan.

Eerst moet je nadenken over je outfit. Kijk, in groep 8 maakt dat allemaal niet zo heel veel uit. Je trekt gewoon een T-shirt van H&M aan en je bent klaar (althans, als je niet vergeten bent een broek eronder aan te trekken. Doe je dat wel dan maak je jezelf onsterfelijk belachelijk).

Maar op een brugklasfeest is dat heel anders. En dus stond ik voor mijn kast en bekeek ik wat ik allemaal had. Mijn T-shirts met StarWars prints vielen af. Net als de shirts uit Disneyland. Mijn zwarte overhemd was te klein geworden, de mouwen hingen op mijn ellebogen. Voetbalshirts van FC Barcelona en Olympic Marseille vielen ook af.

Tenslotte kwam ik uit op een blauwe polo. Ik pakte stiekem wat aftershave van mijn vader. Zo. Klaar voor mijn eerste brugklasfeest!

'Let je erop dat je niet teveel snoept? En dat je light drinkt? En denk aan je waarden! En veel plezier!' Mam keek me aan voordat ik op de fiets naar

PW stapte. 'O! En geen alcohol, haha, maar ik neem aan dat ze dat niet zullen schenken op een brugklasfeest! En als ze dat wel doen, dan moet je...'
'Maham!'
Zucht.
'Ik zeg het alleen maar. Diabetes en alcohol is geen goede combi. Nou, veel plezier!'
Ja hoor, lekker ontspannen - letten op light, niet teveel snoepen, meten. En dan ook nog plezier moeten hebben...
Maar ik weet dat ze het niet bedoelt om lullig te doen maar uit bezorgdheid en dus zwaaide ik en beloofde om twaalf uur thuis te zijn en niet alleen te fietsen en overal op te letten en geen 'rare dingen te doen' – waarmee ze bedoelt dat ik niet stiekem moet roken en of drinken of drugs moet nemen of zo.

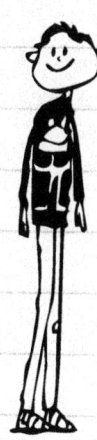

PW stond al klaar toen ik aankwam. Hij had een T-shirt van Kermit de Kikker aan. PW had het duidelijk nog niet begrepen, dat hele brugklasimago gedoe! Ik bedoel: Kermit?!? Über kansloos.

Bij Stijn stonden een behoorlijk aantal fietsen in de tuin. Ik zag Roos' fiets ook al staan en bedacht me, dat dit wel eens De Avond kon worden waarop ik haar kon laten zien hoe leuk ik haar vond. Misschien was dit wel de avond van een eerste zoen...

Ik dacht aan het mailtje van Nathalie, dat ik vandaag had gekregen. Zij en ik mailen elkaar nu bijna ieder dag. Over van alles. Nath is best oké, ik kan het over van alles en nog wat hebben met haar. De opstelling van Oranje, de nieuwste plaat van Greenday. En ook over meisjes, want ik vroeg haar hoe je een meisje nu het best kunt laten zien dat je haar leuk vindt en ik had over Roos verteld.

Hé Sam,
Indruk maken op een meisje is niet zo moeilijk:
Je moet een beetje mannelijk zijn. Geen rare maniertjes hebben. Niet stinken (druk je oksel eens tegen het beeldscherm, dan ruik ik wel even, haha!) en geen scheten laten waar ze bij is. Je moet niet als een kwijlende poedel achter haar aan lopen, maar een beetje 'hard to get' spelen - dus je lacht eens leuk naar haar beste vriendin. Je moet niet slurpen uit een fles en geen harde boeren laten. Je moet niet eindeloos lullen over voetbalplaatjes en dat je Gordon stiekem een leuke zanger vindt, moet je voor je houden. Je moet geen Superman sokken dragen of sokken die tot je kuiten komen. Geen sandalen. Zorg dat er geen stukken spinazie tussen je tanden zitten. Geef af en toe een compliment, zeg iets leuks en lach om haar grapjes, maar niet te hard. Lachen als een hondsdolle hyena is not done.
En wat je diabetes betreft, dat weet ze toch al? Waar maak je je druk om? Het is niet het eerste dat ik tegen iemand zeg, maar uiteindelijk moet je dat wel vertellen.
Kortom, helemaal niet zo moeilijk dus. Laat me nog ff weten of ze voor je charmes viel!
Doei,
Nath

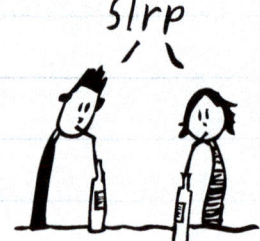

'Hé Sam, PW, leuk dat jullie er zijn!'
Er zaten een stuk of 8 kinderen bij Stijn in de woonkamer. Zijn ouders waren nergens te bekennen en iedereen zat aan de ranja. Roos zag er waanzinnig uit, ze had een kort rokje en een mooi shirtje aan. Ik dacht aan het advies van Nath en zei 'Je ziet er leuk uit' en knipoogde vervolgens naar Nienke, haar beste vriendin, die op de bank zat. Roos keek even verward van mij naar Nienke. 'Oh. Bedankt...' zei ze 'Jij hebt ook een eh... keurige polo aan.' En tegen PW 'Cool shirt, ik ben dol op Kermit!'
PW grijnsde tevreden.
'Hier!' Stijn kwam met twee glazen ranja en duwde ze ons in handen. Ik had best dorst en nam een flinke slok.
Het smaakte niet echt naar Ranja en ik bekeek het glas en nam nog een slok. Roos en Stijn keken elkaar aan en proestten het uit.
'Wat?!' Ik keek van de één naar de ander.
'Het is geen limonade hoor! Het is een mixdrankje!'
Roos tikte even haar eigen glas tegen dat van mij, knipoogde en zei 'Cheers!'
Ik staarde verbijsterd naar mijn glas. PW zette zijn glas – hij had

nog niets op – weg. Roos keek hem spottend aan.

'Wat?! Durf je niet wat te drinken? Kom op man! We zijn brugklassers! We hebben straks een feestje en het kan geen kwaad om een beetje in te drinken dan.'

Maar PW schudde zijn hoofd en keek me aan.

'Ga je mee, Sam? Dan gaan we alvast, het feest begint toch al over tien minuten.'

'Doe niet zo stom, PW, sukkel! Je bent toch geen watje!', zei Stijn en hij porde Roos. 'Ik dacht dat jij zei dat ze wel cool waren.'

Ik beet om m'n lip. Ik wilde helemaal geen alcohol drinken, ik had het nog nooit op. En nu stond ik dus met een mixdrankje in mijn hand dat half op was. Als ik het niet opdronk, zou Roos me een sukkel vinden. Ik dacht aan wat mam had gezegd.

'Is het light?' Vroeg ik voor de zekerheid.

Roos lachte. 'Nee, dat denk ik niet. Meestal wordt het niet met light gemaakt. Joh drink nou gewoon op, dan heb je een superavond! Dan ben je al een beetje chill, da's toch prima?'

En demonstratief goot ze haar eigen drankje in haar mond. Met het puntje van haar tong likte ze langs haar lippen en keek mij uitdagend aan. Ik keek naar PW, die hoofdschuddend naar haar keek. Ach, als ik het nou gewoon weg boluste? Dan was er hopelijk niet zo veel aan de hand. En dan zou ik hierna voorlopig geen drup alcohol meer drinken. Ik goot het restant naar binnen en pakte mijn insulinepomp om de suikers weg te bolussen.

'Oké, dan gaan we, PW! Op naar het feest!' Ik sloeg PW op zijn schouders en zei tegen Roos 'Ik zie je daar wel!'

PW fietste met een bedenkelijk gezicht naast me.
'Waarom dronk je die troep nou?' vroeg hij.
Ik lachte. 'Ach, 't was best lekker hoor! En kom op, van één zo'n drankje lig je niet gelijk in coma in het ziekenhuis hoor!'

Het was heet op het feest en ik zweette behoorlijk. En ik voelde me raar. Licht in mijn hoofd, alsof alles in vertraging op me af kwam.
We waren al ruim twee uur binnen en Roos, Stijn en de rest waren er ook inmiddels. PW stond met wat andere jongens uit de klas te kletsen en ik liep op Roos af. Tenminste, dat dacht ik, maar ik kwam maar niet door de mensenmassa heen en zwieberde van de een naar de ander. Ik had het gevoel dat de grond een beetje bewoog onder me. Uiteindelijk stond ik dan toch voor haar.
'Hé Rozie!' zei ik en stak mijn hand op.
Verdorie, ik had vast iets verkeerds gegeten vanavond, want ik voelde me eigenlijk helemaal niet zo geweldig...
'Hé Sammie!' Haar make up was een klein beetje doorgelopen en ze giechelde. Ze legde even een arm om mijn schouder.
'Sssssam...' sliste ze 'iss wel gesellig heh, so'n feestje!'

Ze lachte weer en ik rook de mixdrankjes in haar adem. Wat had Nath ook alweer gezegd over meisjes die lachten? Oh ja! Erg hard mee lachen als zij een grapje maakte.

'Hahahahaha!' bulderde ik. 'Haha! Iw inwewaad...' jee, ik voelde me echt niet zo goed '...weuk gheesghje...bwuh...' Ik boerde luid. Dat doe ik altijd als ik erg misselijk ben.

En de lampen van de disco flitsten maar heen en weer.

'Gaat het wel met je, Sssssammie?!' lachte ze.

'Bweh...bhoel mwe gie so gwoe...' zei ik en boog voorover. Echt niet lekker, alles trilde, ik moest gaan liggen, anders viel ik flauw.....

Ik liet me zakken en er vormde zich een groep om me heen en ik zag een PW met een hele grote kikker op me af komen en hij zei iets maar dat klonk alsof er een paar sokken in mijn oren gepropt zaten en toen werd het donker.

**

Meneer Zwieten stond boven me en depte mijn voorhoofd met een natte doek. Ik rook spuug. Niet zo gek, want naast mijn gezicht lag een plasje kots.

Iemand probeerde een druivensuiker in mijn mond te proppen. Ik moest kokhalzen.

'Sam? Geef eens antwoord!' zei meneer

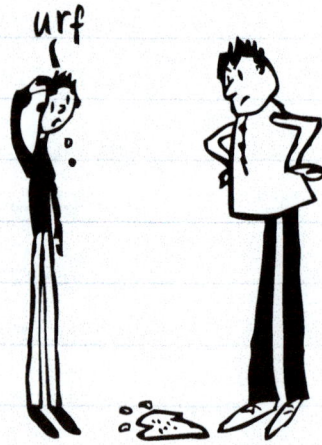

Zwieten.

'Jawehg...' mompelde ik.

'Het is een hypo,' zei PW 'dat heeft hij me wel eens verteld. Omdat ik zijn buddy ben. Hij moet nu echt snel suiker krijgen.'

'Maar hij eet die druivensuiker niet op...' mompelde meneer Zwieten en probeerde het nogmaals in mijn mond te proppen.

'Dwhinke....'

'Hij zegt iets. Drinken! Ja, hij moet even wat drinken!' PW snelde naar de bar en kwam terug met een glas drinken.

'Cola light, Sam.' En tegen meneer Zwieten 'Hij drinkt alleen light, dat is beter voor zijn diabetes.'

'Is alcohol ook goed voor zijn diabetes dan?' mompelde meneer Zwieten met samengeperste lippen. Hij had het glas gepakt, tilde mijn hoofd op en probeerde me te laten drinken. 'Ik ruik dat hij alcohol op heeft...'

Ik duwde het glas weg.

'Gween lwight...'

'Maar je drinkt altijd light!' zei PW.

'Szuikerrrr....'

Vijftien minuten nadat ik twee glazen sinas op had, ging het weer een klein beetje beter met me.

Ik zat in een hoek met mijn rug tegen de muur. Een aantal kinderen probeerden te zien wat er aan de hand was, maar meneer

Zwieten joeg steeds iedereen weg. Alleen Roos, Nienke en PW stonden nog bij me.

Roos had haar neus dicht geknepen.

Meneer Zwieten stond boven me. 'Sam, ik ga je ouders bellen, zodat ze je op kunnen komen halen. En ik wil graag horen van je wat er nu precies gebeurd is.'

Ik knikte lamlendig. Ouders. Alcohol. Diabetes. Het was vast geen goede combi...

Zondag 22 oktober

Hé Nathalie,
Shit, heb huisarrest voor de rest van de week... en het is nog wel een vakantieweek. Ben echt superstom geweest gisteravond. Op dat feestje, je weet wel, heb ik alcohol gedronken. Nou ja, van tevoren dan. Ik weet ook niet precies waarom. Om indruk te maken geloof ik. En het smaakte niet eens heel naar, ik bedoel, het was net ranja. Lekker zoet. En ik had flink wat insuline gebolust, omdat er best wat koolhydraten in dat drankje zaten, dacht ik, maar wat ik niet wist is dat alcohol er na een poos voor zorgt dat je bloedglucose behoorlijk snel daalt. Het was niet echt een briljant plan.
Ik ben dus knock-out gegaan. Heb eerst de schoenen van meneer Zwieten ondergekotst. En mezelf. Ik brabbelde maar wat, zei PW later. Roos stond erbij, dus ik kan het shaken bij haar. Wie valt er nou op iemand die al brabbelend onderuit gaat en de leraar onderkotst?!
Nadat meneer Zwieten mijn ouders had gebeld, heb ik hem alles verteld. En ik kreeg gelijk te horen dat ik het volgende schoolfeest niet binnen mag komen... dat is de straf als je drinkt. ☹ Zo stom...
Maar het ergste was natuurlijk de reactie van pa en ma.
Pap was zo boos dat hij alleen maar zweeg.

Ik dacht dat mijn moeder erin zou blijven... die was echt zo ontzettend nijdig en pissed off...
Later, toen ik op bed lag, heb ik haar horen huilen. Toen voelde ik me helemaal zwaar klote. Dit was allemaal nooit de bedoeling.
En eigenlijk heeft het geen zak te maken met mijn diabetes. Ik had gewoon niet moeten drinken. Punt.

Maandag 23 oktober

Joehoe! Waarom mail je nou niet terug?! Je zou toch nergens heen gaan op vakantie?!
Pap zwijgt me nog steeds dood. Balen dus. Mam heeft al een heel menu aan reacties gehad. Boos, cynisch, verdrietig, praktisch en nu is ze uitgeblust lijkt het wel. Ze heeft naar de psychologe gebeld, omdat ze wil dat ik weer met haar ga praten naar aanleiding van dat alcohol gedoe. Ik heb al uitgelegd dat het gewoon stom was, dat het niet meer zal gebeuren, maar ze gelooft me niet en denkt dat ik een drankprobleem heb. Nou ja! Dus nu moet ik morgen naar de psych. Kom jij daar ook weleens?!
Dat huisarrest is zo balen. Er is kermis in de stad en daar mag ik dus niet heen. Ik mag wel naar de supermarkt om boodschappen te doen voor mijn moeder. En verder mag ik niets.
PW belde nog en vroeg of ik mee ging zwemmen donderdag, maar dat mag dus niet.
Stomme rotdrankjes.
Maar ga je nou nog terugmailen?!
Doei.
Sam

Dinsdag 24 oktober

'Zo Sven...' De psychologe gebaarde dat ik mocht gaan zitten.

'Sam.' Corrigeerde ik haar.

'Oh ja. Sam. Je hebt geluk, er viel een afspraak uit, dus kon ik jou inplannen.' Ze keek alsof ze me zojuist verteld had dat ik een ticket naar New York had gewonnen.

Joepie. Ik zuchtte.

'Nou, hoe is het de afgelopen paar weken met je gegaan?' Ze ging tegenover me zitten aan de tafel.

Ik dacht aan het blote billen incident. De HI's die ik niet langer noteerde. De alcohol van vrijdag. Huisarrest.

'Goed!,' zei ik 'kan niet beter!'

Ze keek me achterdochtig aan.

'Echt?! En waarom zit je dan hier, denk je?'

Ik werd rood en haal mijn schouders op.

'Omdat ik diabetes heb.'

Ze schudde een blonde lok naar achteren.

'Heb je moeite je diabetes te accepteren, Sam?'

Zwijgend keek ik naar buiten.

'Sam?'

'Ik wil gewoon zijn' floepte ik er uit. De woorden leken voortgeduwd uit mijn mond te komen, want ik wilde dit gesprek helemaal niet. Maar toch kon ik niet stoppen.

'Ik wil zo graag gewoon zijn. Als ieder ander. Maar ik moet altijd overal aan denken, van mijn ouders. Ik kan nooit zomaar een stuk taart eten. Nee, dan moet ik eerst prikken en insuline toedienen. En soms op een feestje, heeft iedereen taart en dan moet ik wachten van mijn moeder omdat ik een te hoge waarde heb. Weet je hoe stom het is als je honger hebt en niets mag eten?! En altijd maar weer moeten meten. En iedereen heeft een mening klaar. Mijn moeder zegt dat ik te weinig meet. Mijn vader zegt dat ik te weinig insuline gebruik. Ik doe het nooit goed, want er is altijd wel iets. Dan zit ik weer hoog, dan weer laag. Niemand weet hoe dat is!'

Ze knikte.

'Ja, dat moet best zwaar zijn.'

'Hoe weet u dat nou? Heeft u soms diabetes?'

Ze schudde haar hoofd. 'Nee, maar ik zie genoeg jongeren met een chronische ziekte om te weten dat het zwaar is in je pubertijd. Het maakt dan eigenlijk niet uit of je nou diabetes hebt of reuma, zodra jullie puberen, hebben jullie allemaal moeite om zo'n chronische ziekte een plaats te geven. De kunst is het toch te doen en de pubertijd zo goed mogelijk door te komen.'

Ik staarde naar mijn handen.

'Makkelijk gezegd. Hoe doe je dat dan?'

'Gewoon Sam. Een dag per keer. Steeds opnieuw totdat je op een dag achter je kijkt en ziet dat je door je pubertijd heen bent. En steeds maar weer iedere dag proberen er toch het beste van te maken met je diabetes.'
Een dag per keer.
Zo moeilijk kon het dan toch nooit zijn.

Dinsdag 24 oktober 22.34 uur

Aarde aan Nathalie, *come in* Nathalie. Je hebt vast toch een last minute geboekt en nu zit je met je krent ergens op een zonovergoten eiland, zonder internet (aaaaargh! Zonder internet!!!!).
Mijn huisarrest is opgeheven. Mam vond het toch wel zielig zo, in de vakantie. ☺
Was het natuurlijk ook. Erg zielig. ☹
Ik mag met PW gaan zwemmen van de week. En morgen neemt mam ons allemaal mee naar de kermis.
We hebben een goed gesprek gehad, mijn ouders en ik. Over drank en zo. Ze legden uit dat drank sowieso niet goed voor je is, in de pubertijd. Altijd maar weer die pubertijd. Zucht. Het had iets te maken met hersenkwabben die nog in ontwikkeling zijn, dat doen ze tot aan je twintigste of zoiets (er is dus nog hoop voor jou, om de noodzakelijke hersenkwabben te ontwikkelen, haha!). Dat schijnt echt zo te zijn, dat van die kwabben, ik heb het gegoogeld. En die stoppen dus met ontwikkelen als je drinkt of sigaretten en joints rookt.
En dat de combi met diabetes het nog erger maakt, zware hypo's bla bla bla. Eigenlijk is de boodschap gewoon heel simpel: voorlopig afblijven dus. Maar daar hoeven pap en mam niet bang voor te zijn, want ik wil nooit meer kotsend in een hoekje op school liggen! Was niet echt heel cool…

Doei. Veel plezier op het zonovergoten eiland.

Woensdag 25 oktober

He Sam,
Lig niet echt met mijn krent op een tropisch strand maar in ziekenhuis. Ben afgelopen weekend even comateus geweest geloof ik... ☹ afdeling 21, kamer 5. Kun je langskomen? Voel me ellendig.
Nath.

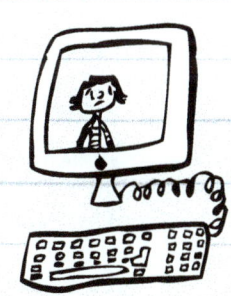

Ik had het bericht zeker drie keer gelezen.
Nathalie in het ziekenhuis?! Ze had er niet bij geschreven waarom. Ja, dat ze comateus was geweest. Maar dat kon betekenen dat ze het op comazuipen had gezet, en daar leek ze met het type niet voor.
Ik keek op mijn horloge. Het was drie uur. Het bezoekuur zou net voorbij zijn. Maar vanavond kon ik wel gaan, als we van de kermis afkwamen. Er was toch geen voetbaltraining vanavond.
*

Het was druk in de hal van het ziekenhuis. Ik had de enorme beer vast die ik vanmiddag op de kermis had gewonnen. Leek me wel wat voor Nathalie.
Pap had me afgezet en gezegd dat hij me over een uur weer kwam halen. Tussen alle andere bezoekers door liep ik naar afdeling 21,

de kinderafdeling.

Op kamer 5 waren drie bedden bezet. Er lag een klein meisje met haar been in het gips, een jongen die op een Game Boy aan het spelen was en in de hoek bij het raam lag Nathalie, met haar rug naar de deur toe. Bij het meisje zat bezoek en bij de jongen zat een vrouw een boek te lezen.

Het meisje keek even op naar de beer en lachte. Bij Nathalie zat niemand. Ik liep naar haar toe en schraapte mijn keel. Misschien zou ze wel slapen.

'Hoi Nathalie...'

Ze draaide zich gelijk om en keek verrast.

'Hé Sam! Wat leuk dat je toch komt!' Ze ging rechtop zitten. Ze droeg een T-shirt met Winnie de Pooh erop en haar haren zaten verward om haar hoofd. Ze grijnsde en wees naar de beer.

'Wat is dat? Je logeerbeer?!'

Grijnzend overhandigde ik hem.

'Nee, het is jouw logeerbeer. Goed voor zorgen.'

Ze pakte de beer aan.

'Hij is wel heel roze, haha. Bedankt.' Ze trok de beer tegen zich aan. Zoals ze daar zat, in dat bed, zag ze er klein en jong uit. En ook wel wat aan de magere kant. Er zat een infuus in haar arm. Ze gebaarde dat ik op de stoel moest zitten.

'Nou, vertel Dokter Sam maar eens wat er aan de hand is!' Ik trok een serieus gezicht.

Nathalie lachte en opeens lachte ze niet meer maar huilde.

'Het is zo stom...' snikte ze en verborg haar gezicht in de kermisbeer.

'Weet je nog tijdens het carrousel? En dat mijn moeder zei dat ik steeds hoge waarden had omdat ik dan af zou vallen?'

Ik knikte.

'Ze had wel gelijk. Ik had dat ergens gelezen, dat je af kon vallen als je steeds wat te hoge bloedglucoses had. Dat wilde ik wel, gewoon wat minder wegen...' Ze snikte.

'Hoezo dan? Jij bent toch helemaal niet dik of zo?!'

Ze haalde haar schouders op.

'Jij bent een jongen, jij weet niet hoe het voelt om zo mollig te zijn. Als ik in de spiegel kijk, zie ik een kamerolifantje. In groep acht zei de leerkracht nog dat ik heerlijk babyvet had! Ik bedoel, hallo! Babyvet!? Nou, toen ben ik in de zomer begonnen om af te vallen. Door dus steeds te weinig insuline te nemen.' Ze lachte bitter.

'Een rare manier van afvallen trouwens, dat je door veel te eten en snoepen, en weinig insuline, af kunt vallen...'

'En je ouders dan? En Peemig? Wat zeiden die er dan van?!'

'Die hadden het eerst niet in de gaten. Mijn moeder kreeg het na een poos door. Maar ja, wat moest ze dan? Mij vastbinden en insuline toedienen?! Dus hadden we bijna iedere dag ruzie. En ik wilde wel stoppen met dat gedoe, maar weet je, het werkte, ik raakte echt wat kilo's kwijt. Ik begon me alleen ook steeds ellendiger te voelen. Moe en zo. Ik kon soms bijna nauwelijks wakker blijven op school. En afgelopen zondagavond voelde ik me echt heel rot. Ik had ook al een poos overal jeuk, gek werd ik ervan! En toen ben ik zondagavond gewoon weggeraakt. In coma. Ik werd wakker hier in het ziekenhuis, met allerlei infusen. Ik was helemaal verzuurd. Ketonen. Ik heb het gewoon allemaal uit de hand laten lopen, Sam. En nu met die ketonen... ik moest eerst een paar dagen aan een infuus met vocht, zodat de boel lekker doorspoelde. En uiteraard een infuus met insuline.' Ze staarde even verdrietig voor zich uit. 'Door al die toestanden is mijn lever blijkbaar ook wat vergroot en doen de leverfuncties het even niet meer zo goed. Vandaar de jeuk. En ik ben behoorlijk ontregeld. Dus ik lig hier nog wel even. Ik heb het echt verkloot, Sam...' Ze verborg haar gezicht in de beer.

'Waar zijn je ouders?'

'Die hebben hier de hele dag gezeten. Maar ik heb ook nog twee broertjes en daar moeten ze ook aandacht aan besteden, dus ze zijn naar huis.'

We zwegen allebei een poosje.

'Ik ga trouwens over op de pomp, hebben we besloten. Nu ik hier toch lig, is dat wel een goed moment, en Peemig denkt dat het dan weer beter met me zal gaan. Nou ja, dat hopen ze. Ik krijg straks voor de eerste week thuis ook een sensor mee. Om te zien of het allemaal wel goed gaat.'

'Een sensor? Wat is dat?!'

'Een apparaatje dat de hele tijd de bloedglucosewaarden van je bloed meet. Het zit blijkbaar net als een pomp in je lijf met een infuusje en dan wordt om de zoveel minuten je bloedglucose gemeten. En dan schijn je weer goed te kunnen zien hoe je dag verloopt, maar je moet wel gewoon insuline nemen natuurlijk.'

'Cool! Zo'n ding wil ik ook!' Ik veerde op. Niet meer meten! Gewoon altijd je waarden weten via zo'n apparaatje! 'Waar haal je die?'

'Dat is de pest, Sam. Ze worden niet vergoed. En ze kosten duizenden euro's per jaar als je ze de hele tijd zou willen gebruiken. Mijn ouders wilden er ook al gelijk één kopen maar dat kunnen we niet betalen. Dan moet mijn pa de auto of zo verkopen en kunnen we niet meer op vakantie.'

'Echt?! Jammer! Ik had best zo'n ding gewild!'

Ze knikte.

'Hé, wat las ik nou?! Je had gedronken?! Hoe stom, Sam!'

Ze lachte en schudde haar hoofd. 'Dat doe je toch niet? Of je nou wel of niet diabetes hebt, dat is toch lam, als je dat doet?'

'Ja, dat weet ik nou ook wel...' mompelde ik. 'Maar jij hebt niet echt recht van spreken, met die hoge waarden die je expres hebt...'

Ze beet even op haar lip en grijnsde toen een beetje.

'Ik ga pas drinken als ik achttien ben. Mijn ouders hebben een deal gemaakt. Als ik niet drink tot m'n achttiende, krijg ik mijn rijbewijs van hen!' Ze lachte. 'En dan ga ik sparen voor een autootje. Zo'n lief klein Fiatje.'

'Leuk! Goede deal trouwens. Maar ja, ik heb al gedronken. Voor mij gaat het vast niet meer op.' Ik keek haar beteuterd aan.

'Sam, dat was één maal. Als je nou gewoon niet meer drinkt, dan valt er misschien nog over te praten met je ouders. En zo niet, dan kom ik je af en toe wel halen in mijn Fiatje!'

Ik kreeg opeens een beeld van haar en mij in een auto, lachend en zingend op weg naar het strand of zo. Een warm gevoel spreidde zich door mijn lichaam en ik keek even stiekem naar haar, terwijl ze doorpraatte over welke kleur ze zou kiezen later. Ze had de beer stevig vast en heel even wenste ik dat ik die beer kon zijn. Dat ze mij zo vast zou houden.

Vrijdag 27 oktober

Gisteren gezwommen met PW. Natuurlijk weer de gewoonlijke opmerkingen naar mijn hoofd gekregen toen ze het inbrengstukje van mijn infuus zagen op mijn buik.

'Hé, dude, is dat een ventiel of zo?'

'Krijg je daar lucht door bijgeblazen zodat je niet zinkt?'

Ha. Ha. Ha. Niet dus.

Maar ik probeer er maar niet teveel op te letten. Ik leg mijn insulinepompje altijd in een kluis, maar dat is soms best link want laatst waren er kluisjes opengebroken. Het zou echt wel vreselijk zijn als mijn pomp gestolen zou

worden. Een pomp is bijna zoiets als een stukje alvleesklier en niemand zou het in zijn hoofd halen je organen te stelen.
Maar goed: niemand hoeft zijn organen in een kluisje te bewaren.
Behalve ik dus. Ik en mijn ventiel.

Hoi Sam,
Ik zorg goed voor de beer hoor ☺ ! Het gaat alweer beter, eigenlijk. Mijn waarden blijven redelijk onder controle en ik krijg morgen een pomp en dan moet ik nog één nacht blijven en dan mag ik naar huis. Wel vreselijk balen dat de vakantie dan is afgelopen. Maar er zijn altijd ergere dingen. Dat joch dat schuin tegenover me lag toen jij hier was? Die heeft gisteren te horen gekregen dat hij leukemie heeft… Echt, er wordt hier de hele dag gehuild. Leukemie is natuurlijk ook vreselijk. Daarbij vergeleken is diabetes maar een verkoudheidje of zo. Ik schaam me dus dood dat ik zo stom met mijn diabetes om ga, terwijl ik er wel gewoon goed voor zou kunnen zorgen en dat jochie (hij heet Mathijs en is 10 geloof ik) een ziekte krijgt waar hij niets aan kan doen en waar hij misschien wel dood aan gaat… Ik ga gewoon beter voor mezelf zorgen, Sam. Dat moet jij ook doen. Dat zijn we toch wel verplicht aan jochies als Mathijs.
X Nath en Beer

Maandag 30 oktober

Weer naar school. Het goot toen ik weg moest.

'Trek nou dat regenpak aan dat ik laatste nog heb gekocht' zei mam en rommelde in de kasten totdat ze hem vond. Ze hield het knalrode regenpak omhoog.

' Ik weet niet mam… een regenpak? Straks loop ik voor schut en…'

Julie kwam de keuken binnen.

'Juul, precies op tijd!' zei mam en keek haar aan. 'Wat denk jij? Sam is bang dat hij voor schut zal gaan als hij in een regenpak op school komt. Wat denk jij?'

Julie keek alsof ik pestbuilen had.

'Voor schut?! Je gaat voor schut als je zeiknat de hele dag op school in je schoenen loopt te soppen. Tuurlijk heeft iedereen met dit weer een regenpak aan!'

'En jij dan?! Ik heb jou anders nog nooit in een regenpak gezien!' zei ik terwijl ik de rode broek aantrok over mijn jeans.

Maar ze was alweer de keuken uitgelopen.

'Daar is Marla. Ik ben weg, doei!' Ze sloeg de deur dicht.

Puffend trok ik de jas ook aan.

'Capuchon' zei mam streng en gebaarde naar de capuchon.

'Mam! Dan lijk ik wel een boskabouter!'

'Niets mee te maken, je kunt je niet veroorloven ziek te worden. Nou, kom, capuchon op en even doorfietsen schat, je komt anders te laat.'

Natuurlijk had niemand een regenpak aan. Iedereen stond binnen bij de kluisjes (omdat het buiten dus goot) toen ik aankwam.

Vanuit mijn ooghoeken zag ik Julie staan en toen ik haar vernietigend aankeek (ik oefen me suf op een techniek waarbij zij in een hoopje stof zou veranderen), stak ze venijnig haar tong uit. Ze was doorweekt, zag

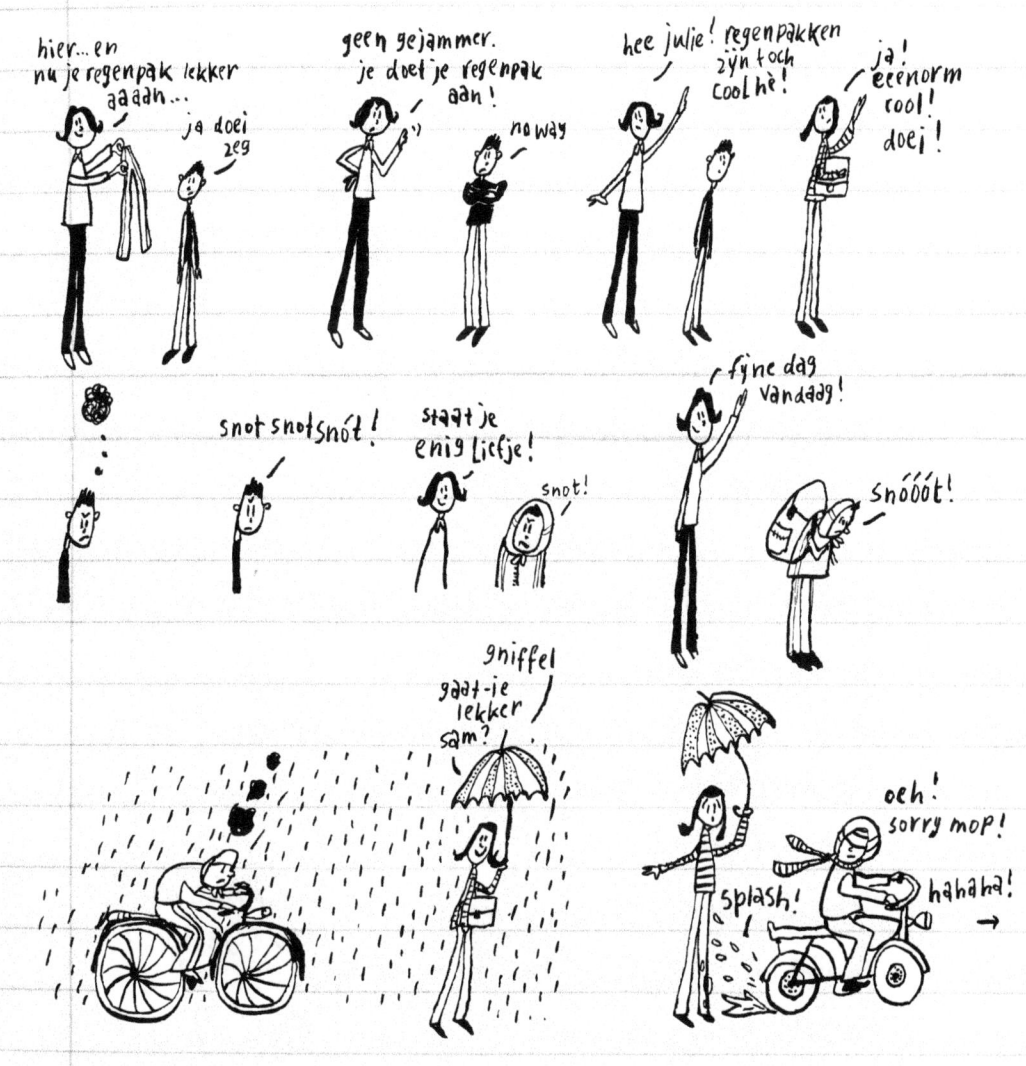

ik. Net als alle overige 1346 scholieren op deze school. Alleen ik liep in een regenpak. Een rood regenpak met fluorescerende gele strepen.

'Hé!' zei PW achter me. Ik draaide me om en zelfs PW had geen regenpak aan. Ik wrong me uit mijn broek en jas en wurmde de boel in mijn kluisje.

Daarna hees ik mijn rugzak weer op mijn schouder.

'He Sam!' riep een tweedejaars. 'Als het na schooltijd nou nog regent, mag ik dan schuilen in je rugzak? Misschien kun je me thuis afzetten dan!'

Dinsdag 31 oktober

'Hoezo is je tas gestolen?!' Pap keek me aan terwijl hij een slok koffie nam.

'Geen idee, pap,' zei ik en smeerde hazelnootpasta op mijn brood 'maar gisteren had ik hem even in de hal op school gelegd omdat ik een hypo had en moest eten en toen was hij opeens weg. En mijn regenpak lag er ook bij en was ook gejat.'

'Nou ja! Het moet niet gekker worden op die school!' Mam staarde me verbijsterd aan. 'En nu? Oh jee, zat je meetset in de tas?! En je mobiel?'

Ik schudde mijn hoofd.

'Nee, omdat eh... hij zo nat was, had ik alles eruit gehaald om te drogen. Alles lag in mijn kluisje of had ik bij me.'

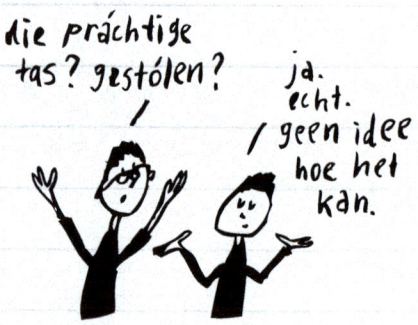

'Wat een geluk bij een ongeluk!' zei mam opgelucht. 'Maar wel enorm balen, Sam. Hoe moet dat nou, zonder rugzak?!'

Ik haalde mijn schouders op. 'Ik gebruik wel even een andere tas mam.'

'Jee... ja, nou, ik begrijp het best. Het was zo'n mooie rugzak! Die wil iedereen wel hebben!', zei mam. 'En je broodtrommel?'

'Die zat er nog wel in. Ik neem voortaan mijn brood wel in een zakje mee.'

'Heb je al aan de conciërge gevraagd of hij hem misschien gevonden heeft?' zei pap en keek op zijn horloge.

Ik knikte. 'Ja. We hebben overal gezocht, maar alles was weg.'

'Misschien' zei mam 'is het wel verzekeringswerk. En dan kunnen we gewoon weer dezelfde spullen kopen, want dat was een behoorlijk dure rugzak, Sam.'

Dezelfde rugzak?!? Ik hoestte.

'Niet nodig hoor mam. Hij was zo eh... mooi, dan loop ik weer het risico dat hij gestolen wordt. En volgende keer zit er misschien wel een meetset in dan!'

Mam keek naar de slagregen buiten.

'Oh... Nou, je zult dan nu wel door de regen moeten fietsen. Er zit niets anders op, je komt anders te laat. Maar je had het misschien gisteren al kunnen vertellen, in plaats van nu. Nou, ga maar snel. Hier is je lunch. Tot later. Vraag nog even een keer op school, misschien is je tas gevonden!'

*

Ik fietste in de plensregen en zag de vuilniscontainer waar ik de vorige dag mijn rugzak, regenpak en lunchtrommel in had gegooid. Er stond juist een vuilniswagen bij. Een vuilnisman opende de container, keek erin en viste mijn rugzak omhoog.

'Hé, Marcel, moet je zien man. Hier past die vouwfiets van jou wel in!', zei de man tegen zijn collega.

Ik grijnsde en fietste voorbij.

Drijfnat kwam ik op school aan.

Zonder rugzak. Ik hoorde er eindelijk bij!

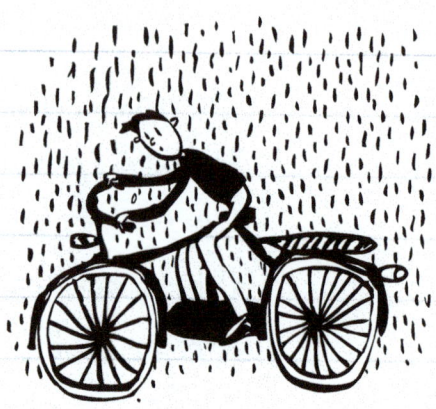

Woensdag 1 november

Hoihoi Sam,

Thuis is toch wel weer lekker hoor! ☺ Beter voedsel dan in het ziekenhuis - hoe komen ze er nou bij dat gekookte kool lekker is?! En dan die kleffe aardappeltjes - je zou er spontaan ziek van worden.

Hé die pomp is best wel oké. Ik vond het nooit erg om te spuiten, maar dit is wel ideaal. Alleen het inschieten van de infuusset vind ik nog wel pijnlijk maar in het ziekenhuis legden ze uit dat wanneer je eerst een icepack op de inschietplek legt, je er minder van voelt. En slapen is nog wennen, met dat ding. Ik weet niet zo goed waar ik hem moet laten, hoe doe jij dat?

Vanavond heb je weer carrousel, toch? Ik hoef nu niet, omdat ik in het ziekenhuis heb gelegen.

En die sensor is ge-wel-dig!!! Die ga ik achterover drukken denk ik, haha! Je kunt de hele dag al je waarden volgen en gelijk zien of je moet eten of juist meer moet bolussen (trouwens, wat een belachelijk woord is dat! Kon iemand die zo intelligent was om een insulinepomp uit te vinden, nou niets iets anders bedenken dan bolussen?!? Iets hippers!)

Vond het super dat je me kwam opzoeken. Er zijn weinig mensen die precies begrijpen wat ik voel en hoe het is om diabetes te hebben. Jij begrijpt me. Dat voelt wel fijn ☺.

Dus...

(oké, diepe zucht...dit is nl best eng).
Dus wil je een keer met me mee naar de film?
Als je niet wilt, eerlijk zijn. (of beter: lieg maar gewoon ☺) Maar misschien zou je het leuk vinden. En anders ga ik met Beer.
Nou, ik hoor het wel.
X Nath
Ps - groetjes aan Peemig en de rest van de diabetesclan

Naar de bios?!? Dit kon nooit goed voor mijn bloedglucose zijn, want ik moest opeens ontzettend plassen. Natuurlijk wilde ik naar de bios met haar! Tenminste, als het maar niet zo'n meisjesfilm zou zijn. Zo een waarbij alle meiden weg zwijmelen bij Ashton Kutcher of zo. Of waarbij ze gaan huilen en een zakdoek aan je vragen en de enige zakdoek die je hebt is degene waar je net in gesnoten hebt... Yuck!
Ik moest natuurlijk ook even terugmailen.

Hoi hoi hoi Nath!
Jaaaaaa! Top! Super! Leuk!!! Wanneer gaan we?!? Zaterdag al?!

Nee. Dat was té. Je moest als jongen natuurlijk ook een beetje cool blijven in dit soort situaties. Delete.

Hey,
Is misschien wellicht leuk voor een keer. Ooit. Denk dat ik volgend jaar wel een gaatje in de agenda heb.

Nee! Dat kon ook niet. Dat was té cool. Delete.

Hoi, zal ik doen (de groeten dan). En ja, film lijkt me leuk. Heb je iets in gedachten? Of wellicht heeft Beer een suggestie, haha!

Ja. Dat was precies goed. Send.

Pfew... best eng inderdaad! Ik wiste wat zweet van mijn voorhoofd en hoestte even.

Donderdag 2 november

Bij het carrousel zat een nieuwe diabeet. Mohammed. Hij was net verhuisd naar deze stad en moest dus ook van kinderarts wisselen.

Dr. Peemig had ons twee aan twee gezet.

'Goed jongens en meisjes, vanavond gaan we de diabetes dialoog doen. Jullie krijgen een lijst met vragen voor je en je gaat die vragen aan elkaar stellen. Wij lopen dan rond en luisteren zo nu en dan mee.'

Mohammed en ik keken elkaar aan. We haalden allebei onze schouders op. Waar iedereen toch altijd het idee vandaan haalde dat je tegen vreemden wel even zou zeggen wat je van alles vond, begreep ik nog steeds niet.

Mevrouw Balemans, de psychologe, deelde de vragenlijsten uit. Om ons heen klonk geroezemoes. Ik bestudeerde de vragen en keek Mohammed aan.

'Oké, eerste vraag,' begon Mohammed 'in welke mate belemmert diabetes je dagelijkse activiteiten?'

'Niet. Ik zie geen belemmering,' antwoordde ik. 'Jij?'

'Ook niet.'

'Goed, vraag 2. Wat vind je het moeilijkste aan diabetes hebben?'

Mohammed keek of hij even nadacht en schudde toen zijn hoofd.

'Niets.'

'Ik ook niet. Vraag 3. Denk je dat diabetes een obstakel vormt in je toekomst?'

'Nee.' Mohammed schudde weer zijn hoofd. Ik knikte instemmend.

'Nou, dat gaat lekker, de laatste vraag alweer. Vind je dat...'

Dr. Peemig was bij ons komen zitten. Hij schoof een stoel aan.

'Vraag 4 al?! Jongens, jullie moeten dit wel serieus nemen!'

Hij gebaarde dat hij de lijst wilde hebben. Mohammed en ik zuchtten allebei.

'Waar dient dit eigenlijk voor?', zei Mohammed.

'Nou, als je dit soort dingen met elkaar deelt, kom je er soms achter dat je dingen ook anders kunt bekijken. Je vindt begrip bij elkaar. Herkenning. En dat kan weer helpen in het begrijpen van je eigen diabetes en je houding ten aanzien van diabetes. Dus, heren, vraag 1: in welke mate belemmert diabetes je dagelijkse activiteit? Sam?'

Ik dacht na en haalde mijn schouders op.

'Eigenlijk weet ik dat toch niet? Ik weet toch niet hoe het nu zou zijn als ik geen diabetes heb?! Hoe ik dan zou zijn? Ik heb het nu eenmaal. Het is net zoiets als vragen of ik belemmeringen ondervindt omdat ik donkerblond haar heb of zo.'

'Dat zou je kunnen verven, man,' zegt Mohammed grijnzend. 'Paars of wit. Groen.'

'Ja, je diabetes is iets dat je niet kunt veranderen.' Dr. Peemig knikte. 'Valt gezeur van je ouders onder belemmering?'

'Eh, eigenlijk niet. Dat hoort ook bij je pubertijd. Als je geen diabetes zou hebben, zouden ze zeuren over je zweetvoeten of dat je uren in je bed ligt in het weekend.' Dr. Peemig lachte even.

Ik knikte. 'Ja, da's waar. Nou, eh... het belemmert me denk ik als ik onbeperkt wil snoepen of zo. Je moet altijd nadenken over wat je in je mond stopt. Je kunt nooit eens spontaan naar McDonald's met je vrienden en gewoon maar alles bestellen.'

Ik keek naar Dr. Peemig en Mohammed. 'Dat is het denk ik wel.'

'Eten dus. Feitelijk komt het erop neer dat je de belemmering ondervindt in het eten en snoepen.' Dr. Peemig keek me vragend aan.

'Zoiets. Ja.'

Mohammed schraapte zijn keel.

'Ik baal ervan dat ik nooit mee kan doen aan de Ramadan.'

'Je bedoelt' verduidelijkte Dr. Peemig 'dat je niet mee kunt doen aan het vasten?'

'Ja. Dat. Van de koran hoeft dat ook niet als je ziek bent, maar dat is juist de pest man, dat je dus het stempel 'ziek' opgeplakt krijgt. En ik zou zo graag willen weten hoe dat voelt, vasten. Maar het kan niet. Dat zei mijn vorige arts ook al. Maar ik heb wel een beetje het gevoel dat ik dan iets essentieels mis van mijn geloof. Daar baal ik van.'

Dr. Peemig knikte. 'Wat je vorige arts zei, klopt voor een groot deel wel. Met diabetes type 2 kun je nog wel vasten, zolang je alleen pillen hoeft te slikken. Maar als je type 1 hebt, is vasten vaak af te raden. Je loopt het risico op stevige hypo's door de dag heen. Je gooit de boel dan zo overhoop, dat je ontregeld kunt raken. Vandaar. Die uitzonderingsregel is er ook niet voor niets. En je omgeving? Hoe reageert die daar dan op?'

'Dat ik niet mee vast?' Mohammed haalde zijn schouders op. 'Sommige zijn jaloers, die vinden dat vasten helemaal niets en eten stiekem dan toch iets voor zonsondergang. Mijn broers en zussen vinden het normaal. De jongste hoeft ook nog niet te vasten, dus zij en ik eten dan altijd even op een aparte kamer, zodat niemand last van ons heeft.'

Ik keek naar Mohammed. Gek, zo had iedereen op zijn eigen manier last van diabetes. Ik omdat ik niet onbeperkt mocht snoepen en hij omdat hij moest eten tijdens de Ramadan.

Rare ziekte, die diabetes. Ik slikte. Gatsie. Keelpijn.

Maandag 5 november

'40,1,' zei mam bezorgd en staarde naar het apparaatje in haar hand. 'Dat is niet goed.'

Ik hoestte en sloot mijn ogen weer. Koorts. Rillerig. Zweten. Keelpijn. Misselijk. En een totaal gebrek aan eetlust.

Griep dus. Donderdagnacht was het begonnen met enorme keelpijn en hoofdpijn. En vrijdag kon ik mijn bed niet eens meer uit. Toen mam mijn temperatuur opnam, was het dus 40,1.

Mam pakte mijn meetset en prikte mijn klamme vinger.

'Oh jee, ook dat nog. Hoog. En je eet niet eens. Hoe moet dat nou?'

Ik mompelde iets over bolussen en mam pakte mijn insulinepomp. Ze boluste een aantal eenheden.

'Nu wel uitkijken dat je geen hypo krijgt. Ik kom zo weer kijken, oké? Ga maar weer slapen.'

*

Julie kwam met een beker hete bouillon.

'Gaat het wel?' vroeg ze bezorgd. Ik keek haar koortsig aan.

'Meten...', mompelde ik.

Ze pakte de set en prikte in mijn vinger. Dat is wel fijn, iedereen in mijn gezin kan dat.

'Sam, het is 2,8. Je moet wat druivensuiker eten.'
Ik schudde mijn hoofd maar Julie propte een stukje naar binnen. Moeizaam kauwde ik en slikte het weg. Daarna viel ik weer in een diepe donkere slaap.

*

'Sam?! Sam! Hoor je me?' Mam depte met een washand mijn voorhoofd. 'Ik heb toch maar even de diabetesverpleegkundige gebeld. Ik ga je testen op ketonen, oké, Sam?'

*

Ze stond met de telefoon in haar hand naast mijn bed.
'Nee, nog geen ketonen. Alleen zijn waarden schommelen alle kanten uit. Hij wil niet eten, wat moet ik nou?'
Ze hing na een poos op.
'Sam? Als je teveel lage waarden krijgt, ga ik je basaal aanpassen oké? Dan krijg je gewoon minder insuline. Of meer als je te hoog blijft hangen. En als je niet wilt eten, gaan we toch proberen of je vruchtendrankjes binnen kunt houden.'

*

Ik heb twee dagen geslapen geloof ik. En nu voel ik me weer wat beter. Slap, maar wel beter. Mam zegt dat ik pas woensdag of zo weer naar school mag. Ik mag niet naar voetbaltraining dan. Eerst even aansterken. Ik vind het prima. De hele dag een beetje gamen en televisie kijken, terwijl de rest op school zit ☺! Mam zegt dat ik vast ziek ben geworden van het fietsen zonder regenpak. Ik hoop niet dat ze nu weer een nieuw regenpak koopt...

Hoi Sam,
Balen, ziek zijn. Ik had vorig jaar een keer keelontsteking en belandde bijna in het ziekenhuis, ontregeld en zo. Of moet je eens een splinter hebben! Gaat gelijk ontsteken, als je niet uitkijkt. Blijkbaar helen wondjes ook minder snel als je diabetes hebt (geldt hopelijk niet voor gebroken harten, haha!). Trouwens, krijg jij geen griepprik dan? Ik wel hoor. Sta je daar tussen de rollators... Je hebt gelijk Sam, diabetes is niet hip! (trouwens, deze heb je vast ook al vaker gehoord: je mag als diabeet niet op blote voeten lopen buitenshuis. Dus hoe herken je een diabeet op het strand? Juist. Hij loopt als enige op schoenen, haha! Nou, ik lekker op blote voeten hoor!
De sensor is er weer af. ☹ Vond het echt wel een super ding, alhoewel ik er steeds minder op keek. Maar je kunt er alarmen op zetten voor als je te hoog of laag zit, ideaal! Het

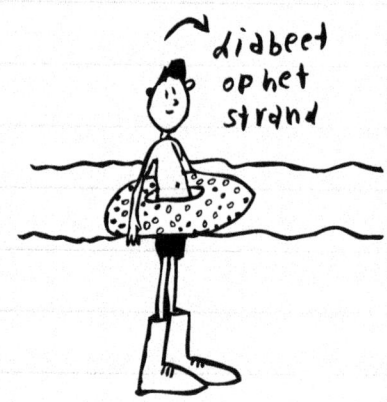

scheelde ook enorm in de ruzies tussen mij en mijn ouders. Ze hoefden alleen maar te zeggen dat ik even op de sensor moest kijken. Normaal moeten ze behoorlijk zeuren of ik wil meten...
Ben vandaag nog even bij Mathijs langsgegaan in het ziekenhuis. Het gaat echt slecht met hem. Hij is superziek van die chemotroep. Toch zeggen zijn ouders dat hij wel een kans heeft beter te worden. Ik hoop het maar... Dat moet toch echt wel afschuwelijk zijn, een ziekte hebben waar je dood aan kunt gaan. Oké, dat kan met diabetes ook, maar niet zomaar. Ik ben van plan gewoon honderd te worden! Mathijs wordt misschien niet eens ouder dan 13 of zo.
Hé, leuk dat je meegaat naar de film. Welke? Ik zag dat er een leuke lachfilm draait, zullen we daar vrijdag heen gaan? Mijn ouders willen wel rijden. Hij begint om 19.20.
X Nathalie

Woensdag 6 november

Het was best druk in de stad. Mam en ik liepen samen langs de winkels. Morgen moest ik weer naar school van haar. Ze benutte deze dag nog om nieuwe kleren met me te kopen. Ik had flink uitgeslapen - raar dat je van in bed liggen zo moe kunt worden - maar buiten de vermoeidheid had ik eigenlijk geen last meer van de griep.

'Dus een nieuwe tas en een nieuwe broek. Zullen we eerst die broek gaan zoeken?'

Niet veel later stond ik in een pashokje. Als je kleding moet passen, is een pomp reuze onhandig. Ik stop hem altijd in de broekzak van mijn broek, maar ja - wat als je geen broek aan hebt omdat je er één moet passen?! Vroeger hielden pap of mam hem dan vast, maar daar was ik nu toch wel wat te oud voor, om samen met mijn moeder in een hokje te staan. Ik koppelde hem af. Alleen was er nergens een krukje of zo om hem neer te leggen. En op de grond lagen grote stofproppen. Niet echt hygiënisch. Dan maar even in mijn broekzak. Ik bukte om hem in mijn broek die op de grond lag, te doen.

Na vier broeken waren we eruit. Ik kreeg nog twee boxershorts erbij en een trui.

'En nu koffie!' zei mam en haakte haar arm door die van mij. 'Met iets lekkers?' Ik keek haar glimlachend aan. 'Taartje of zo?'

'Ja, gezellig!'

We zaten achter een grote appelpunt.

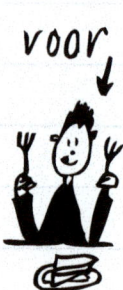

voor

'Sam, eerst even...'

'Ik weet het' grimaste ik 'meten.'

Ik zat op 7,3 (nee, echt! Deze keer was echt zo!!!) dus de appelpunt kon zo naar binnen geschoven worden.

Alleen nog even bolussen.

Ik tastte in mijn broekzak. Die was leeg. Dan zat hij vast aan de andere kant. Maar ook daar taste mijn hand in een lege broekzak.

Shit!

Mam had nog niets in de gaten, die was net bezig met een sms aan Julie. Paniekerig dacht ik na. Waar kon hij zijn?!? En wat zou mam wel niet zeggen?! Razendsnel flitsten gedachten door mijn hoofd. Ik zou gewoon nu mijn appeltaart eten om geen argwaan te wekken. En dan zou ik zeggen dat ik wat vergeten was in de winkel en dat even ging ophalen.

Haastig at ik de taart op.

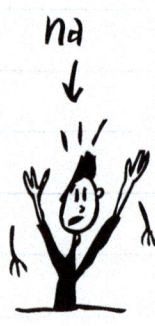

na

'Heh, niet zo snel!' lachte mam 'Het is juist zo gezellig, samen op pad en even rustig wat drinken en eten. Hoe gaat het op school?'

Verdorie. Dit was niet het moment om over koetjes en kalfjes te praten. Dit was een moment om in paniek te raken!

'Goed.'

'En je cijfers? Hoe sta je er bijvoorbeeld voor met wiskunde? Had je laatst niet een toets?' Ze prikte een stukje taart op en keek me lief aan.

'Oh, eh ging wel, dat was een 5,4. Maar ik weet nu wel wat ik fout heb gedaan. En het is op de middelbare school allemaal veel moeilijker dan in groep 8.'

Hoe kwam ik nu weg?! Ik begon te zweten.

'Ik eh... ik heb mijn...' Verdorie Sam, verzin iets! '...mijn ...sokken! Ik heb mijn sokken laten liggen in het pashokje, bedenk ik net. Ik ren wel even terug, oké? Blijf jij maar lekker zitten met de koffie, ik zie je zo weer!'

Ik schoof mijn stoel naar achter en liep gehaast weg.

'Je sokken?!' hoorde ik mam verbijsterd zeggen en toen rende ik snel door.

*

Maar in welke broek had hij dan gezeten, als hij niet in mijn eigen broek zat?! Ik liep langs de rekken met spijkerbroeken. Welke maat had ik gepast? Ik dacht koortsachtig na. 164. In verschillende modellen. Er zat dus niets anders op dan in de broekzakken van al die broeken gaan voelen.

Na 14 broeken of zoiets, had ik nog niets gevonden. Ik voelde alle zakken na en opeens lag er een hand op mijn schouder.

'Zoek je iets, jongeman?!' Een man in bewakersuniform keek me streng aan. 'Ben je een bom aan het planten in die zakken? Of zou je een geheime boodschap krijgen via een spijkerbroek?'

'Eh..' Met een knalrood hoofd probeerde ik uit te leggen wat er aan de hand was. '...en daarom zit ik dus in alle zakken.'

Hij knikte.

'Goed, dan moet je misschien even bij de kassa vragen of ze iets gevonden hebben. Ik loop wel mee. Vreemd verhaal trouwens.' Hij legde een hand op mijn schouder en duwde me zacht richting de kassa.

'Kan ik je helpen?' vroeg het kassameisje.

'Ja... ik hoop het dan' zuchtte ik en probeerde het uit te leggen. 'Ik ben mijn pompje kwijt. Een soort apparaatje. Hij ziet eruit als een mobieltje. Of nou, nee, eerder als een mp3 speler. Hij is blauw. En die had ik in een zak gedaan bij het passen, ik dacht van mijn eigen broek, maar het bleek een broek van hier te zijn en nu...'

'Oh!' Ze bukte en haalde lachend mijn pomp onder de toonbank vandaan. 'Ik hoopte al dat je snel zou komen! Bij het opruimen van de broeken kwam ik hem tegen. Niet handig, om hem af te koppelen hoor, in de winkel!' Ze lachte.

'Oh...' Tot mijn schrik voelde ik dat ik tranen in mijn ogen had van opluchting.

Ze leunde over de toonbank en knipoogde. 'Ik doe hem altijd even in mijn bh dan!', zei ze op samenzweerderige toon. 'Maar dat zal bij jou niet werken!'

'Jij ook?!" zei ik en knipperde mijn tranen weg.

Ze trok haar shirtje even wat omhoog en daar hing een pomp aan haar riem.

'Ik ook' zei ze.

Ik koppelde hem snel aan en boluste gelijk.

'Al sinds mijn geboorte praktisch' zei ze. 'Jij?'

'Drie jaar.'

'Groentje!' zei ze lachend.

'Heb je ze?' Mam stond opeens achter me.

'Ja hoor mevrouw,' zei het meisje 'hij lag gewoon onder de toonbank. Ik zei al dat ik zoiets altijd even in mijn behaatje stop, maar ja, ik ben een meisje en dan is het anders.'

Mam knikte en stamelde niet-begrijpend 'Bedankt...'

'Je sokken lagen onder de toonbank?! En hoezo stopt zij sokken in haar beha?!' zei ze zacht 'dat moet je me toch eens uitleggen, Sam.'

Donderdag 7 november

Roos kwam op school bij me staan.

'Hoi Sam.' Ze klonk hees en schraapte haar keel.

'Hé Roos. Wazzup?'

'Oh. Niet veel.' Ze glimlachte even. 'Hé, heb...heb jij zaterdag wat te doen?! Nienke geeft een feestje en nu dacht ik... misschien wil jij wel met me mee?'

'Eh...ik?!' Ik werd rood tot onder mijn oksels.

'Of heb je al wat?' Ze zei het licht spottend.

'Nee, zaterdag nog niet. Eh, ja leuk.'

'Super! Kom je me ophalen?! Om acht uur begint het, tot twaalf uur. Het is trouwens een themafeest. Safari.'

Ik knikte. 'Maar... deze keer drink ik niet hoor!'

Ze lachte. 'Best. Lijkt me inderdaad beter dat jij dat niet doet! En trouwens, Nienke's ouders zijn gewoon thuis, en die zijn best streng. Zie je later!'

Ze draaide zich om en wilde weglopen, toen Stijn opeens aan kwam lopen. Roos keek even op en draaide zich opeens weer om.

'Wat leuk dat je meegaat, Sam!' Wat een rare toon had ze opeens. Hard en een beetje slijmerig. 'Super! Ik zie je zaterdag.'

Stijn liep langs en even keken Roos en hij elkaar aan. Zonder hem te groeten, legde Roos even een hand op mijn arm. 'Doei...' zei ze zwoel. En keek vervolgens Stijn na.

'Ja...' zei ik verwonderd en wilde mijn hand op die van haar leggen, maar ze trok terug alsof ze door een horzel gestoken was. ' Leuk, ja. Tot eh... zaterdag.'

Roos draaide zich om en liep weg.

PW kwam naast me staan.

'Heb je 't al gehoord?' Hij kauwde op een stuk boterham met worst. Er kleefden kleine stukjes aan de brackets van zijn beugel.

'Euw, PW... Eet effe met je mond dicht man! Ik hoef die verteringsprocessen niet zo gedetailleerd te zien...' Ik trok een vies gezicht naar PW.

'Sorry.' Hij sloot zijn mond en kauwde bedachtzaam op zijn brood.

'Wat moet ik trouwens gehoord hebben?!'

PW gebaarde dat ik geduld moest hebben en hij kauwde rustig door.

'PW! Zeg het nou!"

'Nou, Roos is gedumpt door Stijn.'

Oké. Nu moest ik even meerdere stukken informatie verwerken.

1. Roos is gedumpt.
2. Door Stijn.
3. Wat betekent dat Roos en Stijn iets met elkaar hadden...
4. Waarschijnlijk was ik de enige die dat niet wist
5. Stijn zou natuurlijk met haar meegaan naar dat feest

6. En nu wilde Roos met mij naar het feest van Nienke.

'Sam?' PW keek me indringend aan. 'Gaat 'ie? Heb je een hypo? Moet je suiker?'
'Huh?!' Ik schudde mijn hoofd. 'Nee joh! Ik heb geen hypo!'
'Oh. Je stond zo wazig te kijken.'
Ook zoiets met diabetes. Zeg je bijvoorbeeld thuis een keer dat je dorst hebt of naar de wc moet, roept er altijd wel iemand 'Ga even meten, je zit vast hoog!' Kijk je wazig, dan proppen ze, als je niet uitkijkt, zomaar suiker in je mond. Zo irritant! Alsof je niet gewoon een keer dorst of honger kunt hebben. Alsof je geen normaal mens kunt zijn!
'Ik dacht alleen even na. Roos heeft me zojuist gevraagd mee te gaan naar het feest van Nienke.'
'Oh?! Ik dacht dat je vanochtend zei dat je met die Nathalie naar de film zou gaan?!'
'Ja, maar dat is vrijdag. Het feest is zaterdag.' Ik keek PW aan en haalde lachend mijn schouders op. 'Kan er ook niets aan doen, PW, ik ben gewoon een populaire jongen!'
PW lachte geforceerd terug.
'Populaire jongen... ja ja.' Hij keek alsof een tandarts hem op een open zenuw aan het boren was.
'Trouwens, het is een themafeest. Weet jij wat dat betekent?'
PW haalde zijn schouders op. 'Dat je verkleed moet zijn of zo. Denk ik.'

Deze populaire jongen zou eens goed na gaan denken over een verpletterende outfit...

Vrijdag 8 november

Maar natuurlijk was er eerst mijn afspraakje met Nathalie. Nou ja, afspraakje?! Gewoon naar de bios, toch? Nathalie en ik waren goede vrienden en dit was gewoon een avond waarbij twee goede vrienden samen naar de film zouden gaan. Niets bijzonders.
En toch kriebelde het in mijn buik. Ik was nog nooit met een meisje alleen naar een film gegaan. We zouden naar die lachfilm gaan, hadden we per mail besloten.
Pap en mam zaten met Lars naar een televisieprogramma te kijken. Julie zat met een meidenglossy op de bank. Ze keek op.
'Ga je zo?!'

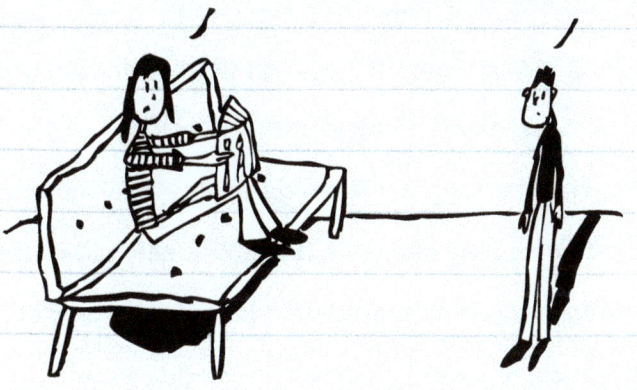

Ik keek naar mijn kleding. Gewoon een shirtje - had ik al de hele dag aan - en een broek, niets mis mee.

'Ja. Hoezo?'

'Nou,' Julie keek misprijzend 'dat is toch niets bijzonders? Je kunt toch wel een schoon iets aantrekken? De bloemkoolsaus van daarnet zit er nog op!'

Mam keek ook op. 'Ja, Sam. Trek even iets schoons aan. Zo kun je toch niet met dat meisje naar de film?'

Tja, dat was waar. Dat zou Nathalie vast minder vinden, maar ik wilde zeker niet de indruk wekken dat dit een heel bijzonder afspraakje zou zijn. We gingen gewoon naar de bios en Nathalie was gewoon een vriendin. En die kriebel in mijn buik negeerde ik wel. Dat waren gewoon zenuwen omdat ik nog nooit met een meisje alleen naar de bios was geweest. Vandaar ook de 17.5 mmol. Dat waren Zenuwmollen. Zuchtend stampte ik naar boven en trok iets schoons uit de kast.

'Veel beter!' zei mam goedkeurend. 'Leuk hoor, dat je iemand hebt gevonden waarmee je zo goed over je diabetes kunt praten! Zij weet precies wat je allemaal meemaakt.'

Julie grijnsde. 'Een date tussen twee diabeten, haha! Een diadate. Nee wacht, een dieet! Snap je 'm?! Di-ate!?'

'Ha. Ha. Ha, Julie' zei ik droog 'ik pies in mijn broek van het lachen. Niet.'

De deurbel ging en mijn maag zakte een halve meter in mijn lijf.

Nathalie stond aan de deur. Haar moeder zat in de auto en zwaaide even.

'Hoi Sam.' Ze klonk nerveus en grijnsde even.

'Hallo.' Ik wist me niet zo goed een houding te geven en verdiepte me in de rits van mijn jack.

Mam liep op ons af. Ze had me van tevoren wat geld toegestopt zodat ik zelf een kaartje kon kopen en op iets lekkers kon trakteren.

'Nou, veel plezier dan! En vergeet je niet te meten? En bolussen?'

'Nee...' zeiden Nathalie en ik tegelijkertijd en toen barstten we in lachen uit.

*

Grappig dat ik me zo op mijn gemak voel bij Nathalie. Ik heb het gevoel dat ik alles kan vertellen. We zaten honderduit te kletsen voor de film begon en deelden een zak chips. En toen de film begon lachten we om dezelfde grappen.

Na de film zaten we nog even in de hal van de bioscoop.

'Oh, had ik al verteld dat Roos me heeft gevraagd mee te gaan naar een feest morgen?' Ik nam een slok cola.

Even leek Nathalie te schrikken. 'Oh. Eh, nee. Had je nog niets over verteld.' Ze speelde wat met het rietje in haar blikje frisdrank.

'Hoe...hoe zit dat nou precies? Met jou en die Roos? Ik dacht dat je wel genoeg van haar zou hebben, na dat indrinken enzo.'

'Ach, dat indrinken was gewoon echt heel stom. Ik weet niet wat

er is tussen haar en mij, ze is gewoon erg leuk. Maar verder is er niets of zo, we gaan gewoon morgen samen naar een feest. 'That's it.'
Nathalie stond abrupt op.
'Kom, we gaan naar buiten. Mijn moeder zal wel zo komen.' Nog voor ze uitgesproken was, beende ze al naar de uitgang.
'Hé, Nath, wacht nou even. Is er iets?' Ik liep gehaast achter haar aan.
'Nee. Niets. Wat zou er kunnen zijn?' Maar ze klonk niet meer zo vrolijk. Meisjes kunnen opeens heel erg chagrijnig zijn. Dat weet ik, omdat Julie ook uit het niets uit haar slof kan schieten. Mam zegt dat het komt door hormonen of omdat ze ongesteld zijn. Misschien was dat het wel, waarom Nathalie nu zo deed. Mam zei dan altijd dat we er maar een beetje begrip voor op moesten brengen, omdat een menstruatie al een ramp op zich was. 'Stel je voor: een week buikpijn, rugpijn, hoofdpijn, moe en bloedverlies. En dan ook nog vrolijk moeten zijn! Dus je mag best iets aardiger voor Julie zijn, deze week!'
Ik keek Nathalie nu begripvol aan. 'Het is niet erg hoor.'
'Wat?!' Ze klonk alsof ze op haar duim geslagen was met een hamer. Daarna haalde ze geïrriteerd haar schouders op en zweeg. Toen ze me, niet veel later thuis afzetten, bedankte ik voor de leuke avond en zei dat ik nog wel zou mailen. Nathalie knikte kortaf.
'Veel plezier morgenavond' zei ze nog, waarbij ze klonk alsof ze eigenlijk bedoelde 'Ik hoop dat er een meteoriet op je kop valt en je verplettert.'
'Eh... bedankt.' Ik glimlachte. Jee, wat konden meiden moeilijk doen zeg!

Zaterdag 9 november

Mam keek me goedkeurend aan.
'Dat is inderdaad een leuke outfit! Wacht,' ze snelde de kamer uit en kwam na een paar seconden terug met de camera in haar hand 'even een foto maken van mijn eigen Tarzan!'
Geniaal bedacht van mezelf natuurlijk... het thema was safari en iedereen zou natuurlijk gewoon in een safari kloffie komen, lekker voorspelbaar met een vlindernetje, hoed, korte broek en lange kniekousen. Maar deze populaire jongen niet! Ik zou een verpletterende indruk maken als Tarzan! Ik had een tijgerprint stofje (afgedankt jurkje Julie) als een soort lendendoek om me heen gedrapeerd. Van dezelfde stof een haarband en twee bandjes om mijn armen. Een speer (van Lars). En om de boel compleet te maken, had ik zelfbruiner gebruikt op mijn lichaam, zodat ik een lekker kleurtje zou hebben. Jammer genoeg had ik mijn handen niet gewassen daarna (maar dat was omdat dit de eerste keer was dat ik zelfbruiner gebruikte) en nu waren de binnenkanten van mijn handen ook bruin, maar ach, niemand die daar op zou letten! Tenslotte had ik nog een oude knuffelaap gevonden en deze om mijn arm gebonden.
Flits! Mam maakte allemaal foto's.
'Maar zo kun je niet op de fiets, Sam. Dan vat je weer kou!'
Ik lachte. 'Nee, zo ga ik natuurlijk niet op de fiets mam, ik ben niet leip of zo...! Ik trek natuurlijk gewoon mijn kleren aan en dan,

als we daar zijn, trek ik snel alles uit.' Ik keek op de klok. 'Oh! Ik moet opschieten, anders ben ik te laat bij Roos.' Ik klopte hard op mijn borst met mijn vuisten en riep 'Aaaaaaiejaaieyaaaj! Me Tarzan, you Jane!'
*

We fietsten samen tegen de wind in. Roos had vast haar outfit ook aan onder haar jas, want zo met haar jas aan, was er niets aan haar te zien. Ze leek enorme haast te hebben om naar het feest te gaan en fietste stevig door.
Ik verheugde me al op hoe verrast ze zou zijn als ze zag hoe ik gekleed zou gaan!

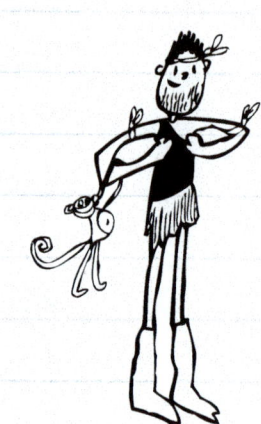

In de voortuin van Nienke stonden zeker twintig fietsen. Roos en ik zetten onze fietsen er ook neer en zonder op mij te wachten, liep Roos al naar de deur. Die stond op een kiertje open en ze liep naar binnen, terwijl ik mijn enorme ketting nog op slot moest zien te krijgen.
'Ja, ga jij alvast maar, ik kom zo wel!' zei ik tegen Roos, maar die was al naar binnen.
Eindelijk was mijn fiets op slot. Ik liep ook naar binnen in de hal. Yes! De deur naar de kamer was nog dicht, dus ik kon me hier perfect even snel omkleden. Ik ging naar het toilet, trok mijn kleding uit, deed de haarband om en checkte of mijn pomp niet zichtbaar was onder het lendendoekje. Prima. Ik roffelde nog even als oefening op mijn borst. Haalde diep adem

en liep de woonkamer binnen.

Iedereen viel stil.

Niemand was verkleed.

En ik stond daar in een lendendoekje in tijgerprint. Met een haarband om.

Roos keek geschokt en deed haar hand voor haar mond, voordat ze me woedend aankeek.

Iemand begon te grijnzen. En nog iemand en nog iemand, totdat iedereen lachte en van alles riep.

'Hé Sam, wat doe jij nou man?!'

'Yo! Tarzan! Hoe kom je erop!?'

'Hé, Nienke, had je een aap besteld?'

'Hé Nien, de stripper is er!'

Ik wilde me omdraaien. Wegrennen. Van een brug springen. Verpletterd worden door een meteoriet. Waarom deed Roos nu niets?! Ik keek haar smekend aan en ze keek met gebalde vuisten terug.

'Sam!' siste ze. 'Hoe kun je me zo voor schut zetten!?'

'Maar jij zei dat het een themafeest was...' piepte ik.

Ze wees naar de safaritent die buiten stond, tegen het huis aan.

'Een themafeest wil zeggen dat er in de stijl van het thema

gefeest wordt. Safari drankjes enzo. Niet dat je als een Piet Piraat verkleed moet komen! Het is geen kleuterfeestje hoor!'

Ik draaide me om en iemand zei 'Shit Sam, als je nou zelfbruiner gebruikt en je draagt alleen een doekje, smeer dan ook de achterkant in! Je lijkt wel een chocoladeflik zo!'

Dit. Was. Rampzalig.

*

Zonder nog op Roos te wachten, ben ik naar huis gegaan.

Mam en pap keken verbaasd op toen ik binnen kwam.

'Hé, Sam! Nu al thuis?!? Je bent net weg!'

Ik beet op mijn lip en slikte. Keek naar mijn ouders. Lars zat op mijn DS te spelen en zei 'Wat zie je er cool uit, Sam!'

Hij meende het nog ook. En voordat ik er wat aan kon doen, barstte ik in tranen uit.

Zaterdag 9 november

Héy ☺
Dat had ik dus errug graag gezien, jij in een leuk doekje en de rest gewoon aangekleed. Joh, trek het je niet aan! Beter een opvallende Tarzan zijn, dan een saaie muurbloem!
En die zelfbruinende crème - dat slijt wel (veel wassen en hard over je vel wrijven met een washand of zo). Wel lekker trouwens, dat je daarna zo goed bij je ouders terecht kon. Mijn ouders hebben het vaak wel erg druk. Mijn vader heeft ook minder verstand van mijn diabetes, die kan nog steeds roepen dat ik beter een

suikervrij ijsje kan eten of zo... Stom misverstand is dat toch, dat je met diabetes type 1 beter suikervrije dingen kunt eten. Mijn moeder vraagt soms wel hoe het gaat, op school en met m'n diabetes en zo. Ik vind de brugklas trouwens wel meevallen hoor, jij niet dan? Je moet er toch ook niet meer aan denken dat je nu nog in groep 8 zou zitten?!
Sorry trouwens van laatst, toen ik zo kribbig deed. Weet ook niet waarom.
Mijn moeder vroeg me trouwens of ik zin had op diabeteskamp te gaan... die worden ieder jaar georganiseerd. In het voorjaar is er weer één. Maar ik weet het niet hoor... ik heb met al die kinderen alleen een stompzinnige ziekte gemeen. En hoe zou zo'n kamp er dan uit zien?! De hele dag een beetje met je diabetes bezig zijn?! Artsen die met meters achter je aan rennen tijdens sportwedstrijdjes om je waarden in de gaten te houden? Zou zo'n diabeteskamp niet gewoon alleen maar vakantie voor je ouders betekenen? Hoeven zij zich een weekje nergens druk om te maken ('Heb je nou nog niet gemeten?! Ik zei het een uur geleden al! Wat?! 18,7?!?! Je hebt zeker gesnoept!') Als het nou nog een kamp was waar je gewoon een week lang géén diabetes zou hebben.... Ja, dan zou ik onmiddellijk intekenen! Baal jij daar nooit eens van, dat je nooit eens vakantie van je diabetes hebt? Nog geen snipperdag! Zou jij trouwens naar zo'n kamp gaan?! Hé! Als jij zou gaan en ik ook, dan is het weer wel leuk!
Ga nu naar hockey. Doei!
X Nathalie

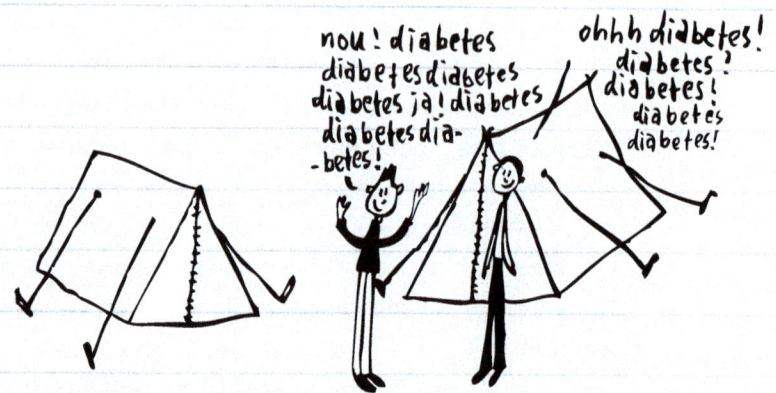

Een diabeteskamp?! Met alleen maar kinderen met diabetes?! Aan de ene kant wel leuk natuurlijk - iedereen wist wat je had en je hoefde niemand iets uit te leggen. Wat Nathalie zei was ergens wel waar: je had niets met die kinderen gemeen, behalve dan je ziekte. Aan de andere kant: op ponykamp had je alleen gemeen met elkaar dat je van pony's hield. Of dat je ouders je een weekje wilden dumpen...

Maandag 11 november

'Vandaag gaan we het hebben over materiële zaken die belangrijk voor je zijn' Mevrouw Priem keek de klas rond. Het was het derde uur, levensbeschouwing. Ik was te laat op school gekomen - express, zodat ik geen commentaar aan hoefde te horen over Tarzan - en had een briefje moeten halen bij de conciërge. Nog één te laat slip en ik zou een half uur eerder op school moeten komen. Maar dat vond ik nu even beter dan gepest te worden over mijn blunder van dit weekend.

Roos had me de hele ochtend al genegeerd. En alleen Nienke, Femke en Mathijs hadden gelachen in het voorbijgaan en iets gemompeld over mijn verschijning op het feestje.

PW had het hoofdschuddend aangehoord, toen ik het hem verteld had. 'Dat is echt foute boel.... Ik hoop maar dat je dit schooljaar overleefd, Sam. Nu heb je in die paar maanden tijd al met je blote kont voor de school gestaan toen je moeder dat infuus in moest brengen, je bent als enige van de hele school in een regenpak aan komen waaien...' Het woord regenpak sprak hij uit alsof hij het over slijmerige geplette slakken had. 'En je hebt over de schoenen van Zwieten gekotst en nu ben je verkleed naar een feestje gegaan wat geen verkleedfeestje was. Dat zijn toch zware deuken in je imago hoor. En indirect straalt dat weer af op mij...' Ik wist niet wat ik erger vond: al die dingen die PW zei of het feit dat PW - de jongen die de eerste schoolweek nog in sandalen met sokken rondliep (!) het zei. Ik bedoel: hallohoo! De enige reden dat PW niet iedere lunchpauze in vieren gedeeld wordt, is dat hij lang is en een beetje dik en dat op een vreemde manier de kinderen in de klas wel steeds aardiger tegen hem deden, maar nu was hij bang dat ik schadelijk was voor zijn imago?!?

'Bedankt PW,' beet ik hem toe 'je bent een echte vriend!'
Mevrouw Priem schreef nu iets op digitale schoolbord.
'Welke drie zaken zou je mee willen nemen naar een onbewoond eiland?'

109

'Meiden, jongens, de aandacht weer centraal graag.' Ze bleef stil tot de rest van ons dat ook was. Bij mevrouw Priem bleef je liever wel stil, anders kon je een papiertje bij de conciërge gaan halen en na drie papiertjes had je een uur corvee.

'De drie dingen die je mee zou nemen, zeggen iets over wat jij belangrijk vindt qua materiële zaken. Het zegt iets over je praktische denkvermogen. Yassin, wat zou jij mee nemen?!'

'Mijn mobieltje natuurlijk! En mijn Xbox en een televisie.' Yassin keek tevreden de klas rond.

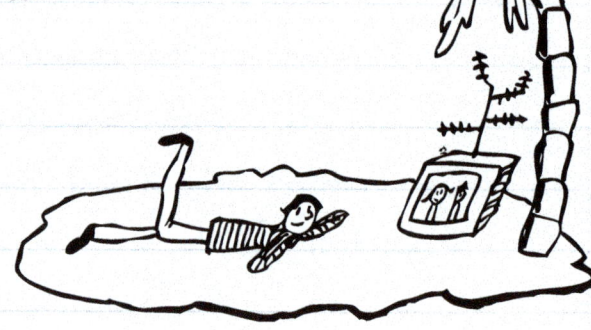

Dingen je meeneemt naar een onbewoond eiland:

1. ....
2. ....
3. ....

Mevrouw Priem wees naar Renske.

'Renske, wat vind je van wat Yassin mee zou willen nemen?'

Renske ging rechtop zitten. 'Nou, stom. 't Is een onbewoond eiland, dus je hebt er ook geen stopcontacten om je mobiel even op te laden of je Xbox aan te sluiten. 'Trouwens, dan heb je nog geen games bij je, en je hebt al drie dingen genoemd...'

Iedereen begon te lachen en door elkaar te praten.

'Even centraal weer, mensen! Goed gedacht, Renske, op zo'n eiland heb je geen stroom. Maar die drie zaken zijn blijkbaar belangrijk voor hem. Dus Yassin, wat betekenen die dingen voor jou?'

'Dat is mijn lijflijn naar de wereld. Met mijn mobieltje kan ik om hulp vragen. Hij is heus niet gelijk op.' Hij keek Renske aan.

'Nee, duh, maar nog steeds is het stom. Je bent aangespoeld op een onbewoond eiland en je weet niet waar je bent...' Renske keek hem uitdagend aan '...dus hoe ga je aan de telefoon vertellen waar je bent? Zeg je dan 'links van me staat een palmboom en rechts de zee!?'

'Yo Rens, wat ben je suf! Op mijn mobiel zit geotagging en GPS, weet je wel. Dus ik kan gewoon getraceerd worden!'

'Ho, Yassin' zei mevrouw Priem 'hoho, houd het rustig. Goed, jullie begrijpen het idee. Onbewoond eiland, drie dingen die je mee mag nemen. Welke dat zijn - dat schrijf je nu op. Je hebt vijf minuten om er in alle rust en stilte 'die laatste woorden benadrukte ze 'over na te denken. Dan gaan we het klassikaal delen.'

*

'Een zonnecollector, een knijpkat en een e-reader barstensvol boeken' zei Kathleen. 'En die e-reader moet via de zonnecollector opgeladen kunnen worden.'

Mevrouw Priem knikte goedkeurend. Ze wees naar PW.

'Een pop-up tentje, een mes en een gitaar'.

'Goed zo! Ik wist niet dat jij gitaar speelde PW.'

'Kan ik ook niet. Maar dan heb ik alle tijd om het te leren' grijnsde PW.

'Oh... Goed. Mees?'

'Een caravan, een fiets en een bootje.'

'Oké... Alhoewel ik me afvraag hoe je die caravan daar krijgt... het is eigenlijk wel de bedoeling dat het zaken zijn die je bij je hebt als je daar strandt.' Mevrouw Priem keek priemend rond. 'Roos, wat zou jij meenemen?'

Roos glimlachte lieflijk.

'Nou, ik heb er lang over na moeten denken maar nu heb ik het wel: een nagelvijl, een haarborstel en een vliegenmepper.'

Er werd gegrinnikt.

'Een... nagelvijl, Roos?!' vroeg mevrouw Priem verbaasd.

'Ja natuurlijk, stel je voor dat ik allemaal gespleten nagels krijg daar, brrr! En met die borstel hou ik mijn haar een beetje uit de knoop. Anders word je na een jaar of zo gered en heb je een kapsel als een ontplofte cavia op je hoofd. Dat kan echt niet!'

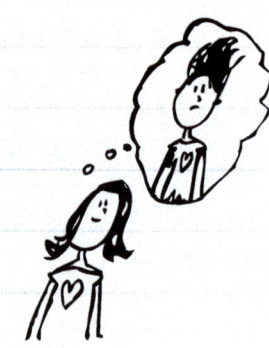

En het stomme was, dat Roos zoiets nog meende ook.
Hoofdschuddend keek mevrouw Priem haar aan.
'Goed, nou, dan nu eh... Sam. Wat neem jij mee?!'
Ik had er lang over nagedacht. Heel lang (als in '5 minuten').
Ik had van alles bedacht. Een bijl. Een schop. Een oneindige hoeveelheid lucifers. Een voetbal tegen de verveling. Dikke stevige touwen zodat ik een hut kon maken van takken en gebladerte. Alarm vuurwerk zodat wanneer ik een schip aan de horizon zou zien, ik vuurpijlen de lucht in kon schieten zodat ze zouden weten waar ik was. Een hengel om vissen mee te vangen. Een spiegel om a) te zien hoe ik er na 36 jaar op een onbewoond eiland uitzag en b) zonlicht mee te reflecteren als er schepen voorbij kwamen. Maar uiteindelijk had ik alles geschrapt en drie dingen opgeschreven. Ik keek naar mijn lijstje en schraapte mijn keel.
'Ik zou een levenslange dosis insulineampullen mee nemen, heel veel spuiten en mijn meetset. Maar ik moet eigenlijk vier dingen mee mogen nemen, want ik heb ook teststrips nodig. En eigenlijk ook druivensuiker, een oneindige voorraad druivensuiker. Maar in ieder geval de insuline en de spuiten, want anders ...' Ik kuchte even en de klas was doodstil '... anders ben ik zo dood. Op dat onbewoonde eiland.'
Het bleef stil. Iedereen keek me aan, sommige met een blik vol medelijden, anderen ernstig. Mevrouw Priem werd rood en

knipperde even met haar ogen. Ze staarde naar de muur achter ons.

'Jee, Sam' zei ze zacht 'dat is enorm heftig...'

Mensen die je meeneemt naar een onbewoond eiland als je diabetes hebt:

1. je kinderarts (saai, ja, maar die laat je dan aan de andere kant van het eiland wonen).

2. je ouders zodat zij de boel in de gaten kunnen houden. Zij kennen je en weten wanneer je een hypo hebt.

3. je diëtiste (want je weet nooit of alles wat je tegen komt eetbaar is en hoeveel koolhydraten er dan weer in zitten en dat kan zij dan weer mooi voor je uitzoeken. Regel # 1: Als ze dood neervalt, is het niet eetbaar.)

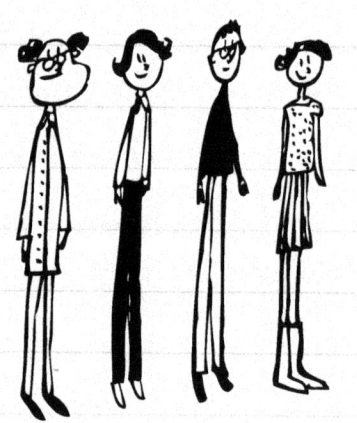 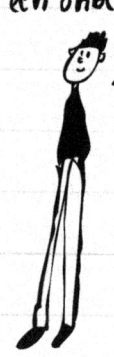

Verrassing! jullie mogen allemaal mee naar een onbewoond eiland. fijn hè!

Dinsdag 12 november

Maandag na school, kwam Roos naar me toe. Ik had, door de opdracht over de dingen die we mee zouden nemen naar een onbewoond eiland, mijn imago weer wat opgekrikt, merkte ik, want ik kreeg veel bemoedigende klappen op mijn schouders van mijn klasgenoten en meisjes keken naar me alsof ik een verdwaalde pup was.

'Hoi PW. Hoi Sam! Even nog over dit weekeinde. Dat was... nou ja, stom. Ik had je natuurlijk moeten vertellen dat het geen verkleedfeestje was. Ik dacht dat je dat wel begrepen had. Dus we vergeten het gewoon, oké?' En om er zeker van te zijn dat ik het goed begrepen had, legde ze even aan hand op mijn arm. Net toen Stijn langs kwam lopen overigens. Ik kreeg het idee dat het vooral de bedoeling was dat Stijn zag dat die hand op mijn arm lag.

Stijn maakte een soort jungle geluid en liep grinnikend voorbij. Roos haalde even diep adem. 'Zeg, heb jij Frans al geleerd? Misschien kun je me morgen overhoren? En die ene tekst, heb jij die vertaald? Mag ik die eens zien?'

Het leek wel of Roos altijd iets nodig had wanneer ze in mijn buurt was. Ik haalde mijn schouders op en mompelde 'Is goed.'

'Toedeloe!' Ze stak haar hand op. 'Spreek je straks wel weer! Kom je op MSN?'

Ze wiegde weg.

PW draaide rondjes met zijn wijsvinger bij zijn hoofd. 'Die meid spoort niet hoor. Nu ben jij weer helemaal oké, blijkbaar, nu je hebt verteld dat je anders dood gaat. Goede move trouwens, daar vallen meiden wel op.'
'Wat?!' Ik keek PW vol ongeloof aan. 'Op jongens die dood gaan?!'
'Nee, man! Op zielige typetjes die ze onder hun hoede kunnen nemen.'
'Wat...?! Ik ben helemaal geen zielig typetje, PW!' Boos keek ik hem aan. 'Jij gaat er misschien niet dood aan als jij je Ritalin pilletjes niet inneemt, maar als ik echt geen insuline meer zou krijgen, gaat er toch wel iets heel erg mis met mij. Dat heeft niets met zielig te maken! En al helemaal niet met indruk willen maken op meiden! Hoe durf je zoiets te zeggen!' Ik draaide mijn slot van mijn fiets los en stapte op.
'Wacht nou even, Sam... Zo bedoelde ik het niet...' PW keek ongelukkig maar ik draaide me om en fietste weg.

Hai!
Ja, daar had ik zelf nog nooit over nagedacht... zo'n onbewoond eiland is dus niets voor ons diabeten... ☹
Ook een reis naar de maan, als diabeet, is denk ik geen goed plan. Niet dat ik dat ambieer, op de maan zit geen H&M, geen Mac en kan ik ook geen frappiato's bestellen! En verder kunnen wij alles, jij en ik. ALLES! Ik laat me in ieder geval niet meer tegenhouden door mijn diabetes. Ik word 100 en ga een wereldreis maken!
X Nathalie

Woensdag 13 november

Het leek of het hele schoolplein toekeek terwijl ik Stijn vast pakte en in de rondte draaide. Een paar kinderen scandeerden mijn naam. 'Sam! Sam!'

Hij had Roos in het voorbijgaan beledigd. Gezegd dat ze wel erg desperate moest zijn om met 'zo'n chronisch zieke spuitgast die op een onbewoond eiland zou verteren' – en daarbij had hij naar mij gekeken – verkering te willen hebben. Hoe hij dat wist, weet ik niet, want Roos had het pas gevraagd, een uur geleden, terwijl ze me vol op mijn mond zoende en ik niet eens de kans had om 'nee' te zeggen.

'Sam, ik heb je vanaf de eerste dag al geweldig gevonden...' had ze gezegd en me daarbij diep in mijn ogen gekeken. 'Maar omdat ik niet goed wist hoe ik daarmee om moest gaan, deed ik soms misschien wat... onhandig. Dus, Sam...' Ze was dichterbij komen staan. 'Wil je...verkering met mij?' En toen had ze me gezoend, zacht en warm. En hadden we blijkbaar verkering.

En had Stijn haar een uur later beledigd.

Roos had me naar voren geduwd. 'Sam! Doe iets! Je kunt mij toch niet laten beledigen? Ik ben je verkering! Sla hem!'

Shit, ik wist niet dat zoiets ook bij verkering hoorde....

Maar ik bundelde al mijn woede over zijn opmerking bij elkaar en liep op hem af.

'Wat nou, brugpieper?! Jongens, de brugpieper denkt dat hij iets tegen mij kan beginnen.'

'Ik begin het kots beu te worden...' zei ik en pakte Stijn aan zijn broekriem vast 'dat gedoe over brugklassers en zo. En als je over mijn diabetes begint - nou, daar ben ik helemáál klaar mee! Ik word er thuis al continu aan herinnerd en nu begin jij ook nog eens. Weet je wat ik hier geleerd heb, Stijn?' Ik begon rondjes te draaien en Stijn werd de lucht in getild 'Brugwupwerpen toegepast op tweede klassers!' Iedereen joelde en gilde om me heen, moedigde me aan en ik wierp Stijn met een enorme zwieperd de lucht in.

'Oh Sam!' Roos kwam naar me toe en gooide haar armen om mijn nek. 'Wat heldhaftig!'

Stijn lag ondertussen op de grond en kermde dat hij misselijk was. Hij kokhalsde een paar keer en begon toen te spugen, over de schoenen van Zwieten heen.

'Alweer?!' zei meneer Zwieten geïrriteerd en keek naar zijn schoenen.

Op dat moment liep net Nathalie - hoe stom toevallig! - langs school. Ik zag haar door de menigte en wilde naar haar zwaaien, maar Roos hield mijn armen vast.

'Nathalie! Hé! Nathalie!' riep ik. Gek, ik was blijer Nathalie te zien dan Roos, leek het wel. Ik was ook misselijk, ik probeerde me uit Roos' greep los te wurmen.

Roos keek me met een verbeten gezicht aan en schudde aan mijn schouders. 'Sam!' gilde ze 'Sam! Sam! Sam!'

Ik schrok wakker en staarde in het gezicht van mijn moeder.

'Sam! Gaat het een beetje? Je moet even wat eten, schat, je hebt een hypo...'

Verward keek ik om me heen. Ik lag bezweet in bed. Ik kon niet goed zien hoe laat het was, mijn zicht was wat wazig.

'Hypo?!'

'Ja, ik wilde net naar bed gaan toen ik nog even bij je keek en je was helemaal bezweet en wild met je armen aan het zwaaien. Dus heb ik je even gemeten en je zit op 2,7 mmol. Dus je moet even iets eten en drinken, oké, schat? Ik haal even snel wat snelle suikers.'

Ik draaide me om en staarde naar de cijfers van mijn klok. 00.17 uur. Ik had helemaal geen zin in eten. En die droom... Roos en ik? Of Nathalie en ik?!

'Hier,' mam pakte mijn rug en propte me rechtop 'een glas ranja. En voor daarna wat vla.'

Slaperig dronk ik de limonade – bwuh, mierzoet! – op en mam lepelde de vla naar binnen.

'Ik dacht dat die ook voor mij was...' grijnsde ik en mam schrok op. 'Oh! Haha dat was hij ook!'

Vroeger, toen ik nog geen pomp had, moest ik echt een boterham eten als ik 's nachts een hypo had. Maar niemand wil wakker gemaakt worden en een boterham chocopasta eten midden in de nacht. Nu, met de pomp, hoefde ik eigenlijk alleen wat snelle suikers zoals limonade. En daarna, voor de zekerheid, gaf mam me vaak nog wat vla. Ik voelde de hypo langzaam weg trekken.

Mam bleef op de rand van mijn bed zitten en aaide door mijn haren. 'Misschien dat je daarom 's ochtends wat hoog wakker wordt. Als je 's nachts een hypo hebt, word je daarna hoog wakker.' Ze zuchtte even en glimlachte toen. 'Dat wordt weer een paar avonden meten om drie uur 's nachts, ben ik bang. Mijn minst favoriete onderdeel van jouw ziekte - als om drie uur 's nachts onze wekker gaat en we jou moeten meten.' Ze trok een gezicht. 'Niet dat jij daar iets aan kunt doen. 'Had je maar een sensor, dan zagen we iedere nacht hoe het met je ging...'

Ik trok mijn dekbed tot aan mijn oren. 'Ja, maar die zijn zo duur...'

Ze zoende me en stond op. 'Slaap lekker.'

'Jij ook.'

Ze stond al bij de deuringang en wilde net mijn deur dichtdoen.

'Mam?!'

'Hmm?'

'Hoe... hoe weet je wanneer je verliefd bent?'

Ze keek verrast op en duwde de deur weer wat wijder open.

'Verliefd... oh jee. Nou, dan begint je hart wat sneller te slaan als zij in de buurt is. En je voelt je soms misselijk. Krijgt geen hap door je keel. Kunt alleen maar aan haar denken. Je wilt het liefst de hele tijd bij haar zijn.'

Ik dacht aan haar en grijnsde.

'Ja. En hoe weet je nou of het wederzijds is? En of je een kans van slagen maakt als je haar om verkering vraagt?'

Ze leunde tegen de deurpost en ik zag haar glimlachen in het schijnsel van het licht van de overloop.

'Dat weet je niet, tenzij je het vraagt. Maar Sam, één ding is heel belangrijk. Dat iemand je accepteert zoals je bent. En dat degene je respecteert. De rest komt dan vanzelf wel.'

Donderdag 14 november

Ik staarde uit het raam tijdens natuurkunde en geeuwde. Van die nachtelijke hypo's was ik altijd erg moe, de volgende dag. Mam had nog even gevraagd of ze me thuis moest houden vanochtend, maar dan miste ik een SO dat ik dan later weer apart in moest halen. Dus sjokte ik naar school en deed mijn best om PW te vermijden. Wat niet meeviel, aangezien hij mijn buddy was en dus goed.

dan moest ik 't misschien maar eens gaan hebben...

over een heel netelige kwestie...

namelijk...

de kwestie van de...

eh... liefde dus

mijn grote vraag...

is toch wel...

van levensbelang... namelijk:

hoe vraagt een mens verkering?

gaat dat van →

hei chickie! verkeringkje doen?

of toch meer van →

wilje please please verkering? smeek

of jets in de trant van →

nou ja, als ik dan met iemand verkering moet, dan maar met jou.

ja... dat is nog lastiger dan je denkt hè!

had je niet gedacht zeker

goed.

kan iemand het me nu dan even uitleggen?

iemand? hallo? nou?

per definitie naast me kwam zitten iedere les.

Buiten reed een stadsbus voorbij.

Het klopte precies, zoals mam had gezegd. Misselijk en hartkloppingen. Geen hap door mijn keel krijgen – goed voor mijn bloedglucosewaarden dus, had ik bedacht – en alleen maar aan haar kunnen denken.

Dit weekend.

Dan zou ik het haar vertellen. Of misschien niet, als ik niet durfde.

Verkering vragen doe je NIET zo...
1. 'Schatje, ik heb goed nieuws voor je. Jij wordt mijn vriendin.'
2. 'Hoeveel kinderen zou jij eigenlijk samen met mij willen hebben?'
3. 'Ik vind jou wel aardig. Als je nu nog een paar kilo afvalt en je haar eens leuk laat knippen, zou het wat kunnen worden tussen jou en mij.'
4. 'Hier heb je een boek over diabetes. Als jij dat nou even leest, weet je hoe je later voor mij kunt zorgen.'
5. 'Ik heb mijn moeder al een foto van jou laten zien, ze wil je graag even spreken voordat wij verkering nemen.'

Ik keek naar Roos. Ze zat gebogen over haar werk, haar lange haren waaierden over haar rug en langs haar schouders. Ze had mijn vertaling van de tekst vanochtend nog snel overgeschreven en me een handkus toegeworpen.

Geen idee wat ik precies aan haar had en wat ze nu écht van mij vond.

'Dus meneer De Koning, krijg ik daar nog antwoord op?!'

Mevrouw Kralendonk keek me ongeduldig aan.

Ik keek verschrikt op. Verdorie, niet opgelet.

'Eh...' Ik keek naar mijn boek, naar wat op het bord stond om te zien of ik een hint kon krijgen wat er van me verwacht werd, maar niets schoot me te binnen. En als je bij Kralendonk niet oplette in de les, moest je extra oefeningen doen...

Ik zuchtte. 'Nee, ik heb werkelijk geen flauw idee, ik zou niet weten waar u het over had. Ik heb slecht geslapen en ik let nauwelijks op, sorry.' Holy Pepperoni... dat werd op zijn minst een hele avond extra natuurkunde taken doen... Ik liet mijn schouders zakken. 'Geen enkel idee. Nada. Noppes. Niets.'

Ze beet even op haar onderlip.

'Sam, ik waardeer je eerlijkheid in ieder geval. Probeer de volgende keer wel uitgerust de klas in te komen. We hadden het over de uitvinding van het echtpaar Curie. Marie Curie en haar man Pierre toonden aan dat er verschillende soorten radioactiviteit zijn. Verschillende soorten straling. Goed, Maarten, welke nationaliteit had Marie Curie?'

En daar bleef het bij. Geen straf of extra werk. Gewoon eerlijk zijn.

Vrijdag 15 november

De psychologe keek me aandachtig aan.

'Zo, Stanley... hoe gaat het nu?'

'Sam. Ik heet gewoon Sam. Niet Sem, geen Sven en al helemaal niet Stanley. Sam.' Geïrriteerd keek ik terug.

'Oh! Ja, sorry. Sam.' Ze kreeg een blos op haar wangen.

'Goed, Sam,' ze benadrukte mijn naam 'hoe gaat het met je? Ik zie hier in je dossier dat je HbA1c nu 10,2 mmol/l is. Nog niet echt geweldig. En toch, als ik naar je schrift kijk, houd je een behoorlijk dagboek bij. Werkt het?'

Ik knikte. 'Het is soms best verhelderend. Om op te schrijven wat je precies bedoelt. Misschien moet ik het wel uitgeven, haha! Dagboek van een diabeet!'

De psychologe bracht opeens haar hand naar haar mond, maakte een kokhals geluid en rende weg.

Nou ja zeg!

Zo erg was het nou toch ook allemaal niet...

Ze kwam na een paar minuten terug, met een lichte walm van spuug in haar kielzog.

'Sorry...' mompelde ze 'ik voel me niet zo goed...' Ze gebaarde naar de loungestoel waar ik op zat. 'Zou ik even...?'

En zo zat ik tegenover haar terwijl zij op de loungestoel lag.

'Ik ben zwanger' zei ze opeens. 'En hartstikke misselijk. Ze zeggen dat je alleen de eerste 13 weken zo misselijk bent. Nou, dat hoop ik dan maar want het is echt vreselijk. Ik blijf maar spugen. En alles ruikt vies. Ruik jij het niet?'

Ik probeerde de licht zure walm van het spugen niet te ruiken.

'Nee hoor...'

'En labiel. Je wordt hartstikke labiel van zo'n zwangerschap. Ik huil om niets. Als de vla in de aanbieding gaat, huil ik al. Echt om helemaal niets!' snufte ze opeens. 'En je moet de hele dag plassen. Echt, om de tel.'

Ongemakkelijk draaide ik op haar stoel.

'Moe. Ik kan uren slapen. Maar dat kan niet, ik moet werken. Maar het ergste, Sam – hé, ik heb je naam te pakken! – is dat ik helemaal niet weet of ik een goede ouder zal zijn. Ik krijg hier zo veel probleem gevallen op de bank, kinderen die helemaal verknipt zijn door hun ouders.... Oh god, ik moet er niet aan denken!' Ze begon zacht te huilen en ik wist me geen raad. Vond ze mij ook verknipt? Op de tafel tussen ons stond een doos tissues en ik reikte haar de doos. Ze pakte een tissue en snoot haar neus.

'Sorry, dit is zo weinig professioneel! Het spijt me vreselijk!'

'U zult best een goede moeder zijn hoor,' zei ik.

'Nou,' snufte ze 'ik weet het niet. Weet je hoe moeilijk het is een kind op te voeden tot een normaal individu?! Dat is blijkbaar erg ingewikkeld, afgaande op de gevallen die ik hier soms heb liggen. Halve psychopaten. Kinderen die stemmen in hun hoofd horen.'

'Stemmen?!'

'Ja, je hebt kinderen die de hele dag verschillende stemmen in hun hoofd horen die ze allerlei opdrachten geven. Niet op lijntjes van de tegels lopen. Alle rode jassen tellen. Dat soort opdrachten. En dan heb je nog kinderen die de hele dag Michael Jackson in hun hoofd horen. De hele dag Beat It! Of Marco Borsato of Rihanna. De hele dag! Daar wordt je toch knettergek van!? Heus, opvoeden is het moeilijkste dat er is! Bovendien, jij bent zelf een kind! Wat weet jij er nou van?!'

Ik dacht na.

'Nou, ik onderga dat opvoeden, dus ik ben ervaringsdeskundige' zei ik 'en daarom heb ik best recht van spreken. Je moet als ouder niet de hele tijd zeuren. Niet de hele tijd roepen dat de kamer opgeruimd moet worden. Zo nu en dan eens pannenkoeken bakken. Als je kind vijf is en hij wil een taart bakken, moet je dat toelaten. Ook als er een pak meel ontploft in de keuken en het eigeel van de keukenkastjes druipt...' Ik grijnsde bij de herinnering.

'Je moet zo nu en dan eens mee gaan naar het voetbalveld, ook als je zelf niet weet wat buitenspel is. Je moet je kind soms zelf zijn eigen kleding uit laten zoeken, ook als je het zelf afschuwelijk vindt. Koop nooit een rugzak voor je kind als hij naar de brugklas gaat en al helemaal geen rugzak die groter dan je kind is. Zo nu en dan even knuffelen.'

Ze knikte langzaam met haar hoofd.

'Goed, dat klinkt inderdaad niet zo moeilijk. Ga verder.'

'Je moet naar schooluitvoeringen komen, ook als je er soms een vrije dag voor op moet nemen. En dan moet je zeggen hoe goed en mooi je kind zingt. Je moet op vakanties altijd campings met een glijbaan bij het zwembad boeken. Als je kind een chronische ziekte krijgt zoals ik, dan moet je niet de hele dag zeuren maar wel genoeg zeuren om ervoor te zorgen dat je kind niet in het ziekenhuis belandt. Precies genoeg zeuren dus. En je moet je kind zo nu en dan eens honderd euro toestoppen.'

'Wat?!' Ze ging rechtop zitten en keek me lachend aan. 'Dat laatste is niet waar! Ach,' ze glimlachte 'het zal ook wel loslopen. Misschien is het allemaal niet zo ingewikkeld als je gewoon je gezonde verstand gebruikt.'

Ik keek op mijn horloge en schraapte mijn keel.

'Het is tijd' zei ik en wees op de klok 'U moet gaan. Ik krijg zo direct Rihanna op de bank, die de hele tijd een kinderstem in haar hoofd hoort... erg creepy!'

Ze begon te lachen en keek me aan.

'Het spijt me Sam, dit was niet echt professioneel. Maar jij bent één van mijn normaalste, leukste patiënten. Jij bent niet een van de verknipte gevallen hoor! En je bent makkelijk om tegen aan te praten. Ik hoop dat mijn kind later ook zo wordt.' Ze stond op.

'Toch nog even over je diabetes dan: we laten er eens een paar maanden tussen zitten, tussen nu en je volgende bezoek. Ik denk dat jij inmiddels heel goed weet wat je diabetes met je doet. Dat je er soms gruwelijk de balen van hebt en boos bent. Maar dat je ook weet hoe je er eigenlijk het best mee om moet gaan. Je bent wijs genoeg, Sam. Probeer zelf eens wat meer verantwoordelijkheid te nemen voor je eigen diabetes. Dat kan je, als je ook maar genoeg zelfvertrouwen hebt. Net zoals ik best weet dat ik een goede moeder zal worden.

Ik wil dat je nog één ding in je dagboek opschrijft. Ik wil dat je beschrijft welke rol diabetes in jouw leven heeft. Zullen we afspreken dat je over twee maanden weer komt? En dat je belt als je toch eerder behoefte hebt aan een gesprek?'

Ik knikte en ze stak haar hand uit.

'Doe je best, Sam. En dank je wel voor je advies.'

*

Bijna 2 maanden later
Donderdag 9 januari

Het sneeuwt! Echt waanzinnige vlokken! PW heeft al gebeld of we een sneeuwballen gevecht zullen houden over een uurtje. Yep! Ik heb gezegd dat ik hem helemaal in ga peperen.

De afgelopen maanden zijn voorbij gevlogen!! We hebben al een eerste rapport gehad op school en weetje, eigenlijk was het niet eens heel erg slecht. Er zat maar één vijf tussen, voor wiskunde, want dat blijf ik moeilijk vinden. Mevrouw Reinman heeft gesuggereerd dat ik een tutor moest hebben voor wiskunde. Dat is iemand uit de 3de of 4de die zelf een kei is in wiskunde en je bijspijkert. Ik denk dat zoiets wel beter is.

Met mijn diabetes gaat het eigenlijk ook wel redelijk. Sinterklaas en Kerstmis waren een ramp, qua bloedglucose dan. Maar ja, als er zoveel lekkers overal staat, ga ik niet zeggen dat ik niet hoef natuurlijk! Toen ik net diabetes had, moest dat wel. Werd er ergens gestrooid met pepernoten, dan moest ik ze inleveren bij mijn ouders. Ik weet niet of ik dat later ook zo zou doen maar ja, wat hadden mijn ouders anders moeten doen? Ik begrijp wel steeds meer dat ze dingen zeggen omdat ze ook niet goed weten hoe we het anders met elkaar aan kunnen pakken. Jammer genoeg hebben we nog geen methode gevonden waarbij alles op rolletjes loopt, waarbij zij nooit meer hoeven te zeuren en ik nooit meer vergeet te bolussen of meten. Dat blijft moeilijk. Alsof er toch iets in me is dat ontkent dat ik diabetes heb.

Soms dreigt mam dat ze me ieder uur door de conciërge laat bellen op school, die me dan vertelt dat ik moet meten. Ik heb gezegd dat ze dan sociale moord pleegt, want dat komt mijn imago nooit meer te boven. Ik heb ook gezegd dat de conciërge een seriemoordenaar is die het vooral voorzien heeft op ouders die continu naar school bellen en dat er in het afgelopen jaar al drie ouders op mysterieuze wijze zijn verdwenen...

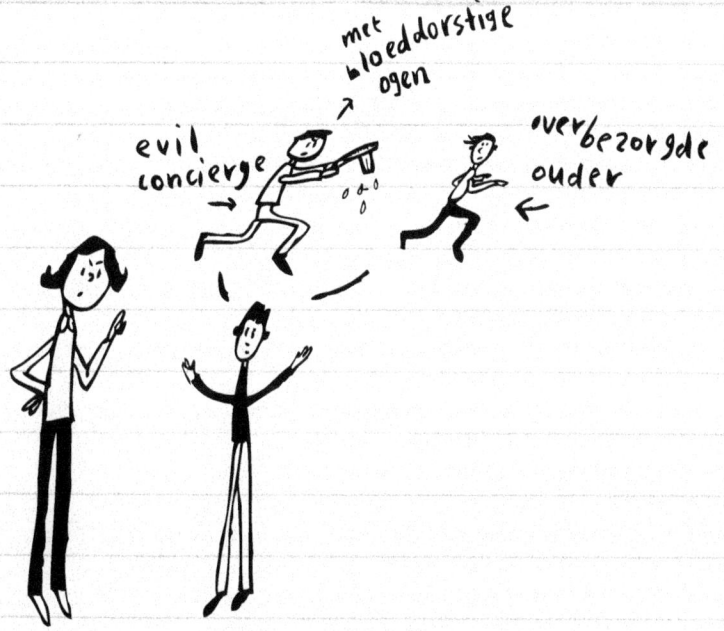

En het is net een beetje okay, dat imago. We zijn niet langer echte brugwuppen, we hangen nu ergens tussen de tweede klas en brugwup zijn in. Het is helemaal niet erg, in de brugklas. Het nieuwe is eraf. Het voelt wel vertrouwd eigenlijk, alsof ik er al jaren zit. Ik sjouw mijn boeken mee in een veel te kleine tas, mijn lunch bestaat uit geplette boterhammen die ik uit mijn tas vis, of uit saucijzenbroodjes (eenmaal per week krijg ik geld van mam mee om iets lekkers te kopen. 'Wel..' 'Ja, ik weet het: bolussen!').

Op oudejaarsavond hebben we allemaal een goed voornemen moeten maken. Dat doen we ieder jaar.

Mam wilde minder snoepen. Dat hield ze welgeteld een week vol. Daarna vond ik een zak toffees in haar tas en mam lachte schaapachtig. Pap zou meer gaan sporten (na een week zei hij dat het slecht voor zijn achillespees was, al dat rennen...) en Juul kondigde aan dat ze aardiger voor iedereen zou worden. Lars nam zich voor te sparen voor een eigen laptop.

En ik? Natuurlijk moest het iets met diabetes zijn, dat werd van me verwacht. Dat ik meer zou meten. Beter zou bolussen. Zelf mijn insulinebenodigdheden zou gaan bestellen vanaf nu. Dat ik van alles wat ik in mijn mond zou stoppen, feilloos alle voedingswaarden en de daarbij behorende bolus zou weten.

Goede voornemens mislukken altijd. Als je echt van plan bent iets te veranderen, moet je het gewoon gaan doen. Niet wachten tot het 31 december is om te zéggen dat je iets gaat doen en dan op 17 januari tot de conclusie komen dat je het toch niet hebt volgehouden. Dat is erg frustrerend. Ik dacht aan wat de psychologe me gezegd had, ooit. 'Een dag per keer Sam.'

'Nou Sam, wat zijn jouw goede voornemens?' had pap enigszins aangeschoten van de champagne gevraagd.

En ik had alleen maar mijn schouders opgehaald.

'Kom op! Je hebt toch wel goede voornemens, lieverd?!' Mam had verbaasd gekeken.

'Nee en ja. Ik heb iedere dag goede voornemens', zei ik. 'Iedere avond als ik in bed lig, neem ik me voor om het de volgende dag beter te doen. Meer te meten, niet zo te snoepen, te letten op mijn waarden. En iedere ochtend word ik wakker en ben ik het vergeten, lijkt het wel. Ik denk dat ik een zwart gat in mijn geheugen heb. Of denk ik dat het allemaal wel meevalt. Dus ik neem me nu gewoon voor wat ik me altijd al voorneem. Dat ik het morgen beter zal doen. En dan hoop ik maar dat het ook een keer zo is, dat ik het beter doe...'

Mam snufte en liep naar me toe. 'Ach Sam... wat een stomme ziekte toch eigenlijk, heh?!'

'Goed,' pap had zijn keel geschraapt 'laten we dan nu het vuurwerk alvast klaar zetten voor straks. De Duizend Bloemen Sterren en de gillende keukenmeiden...'

'Je bedoelt dat ik straks Juul aan mag steken en de lucht in mag schieten? Cool!'

'Sam! Oeh! Etterbuil!' Ik kon nog net de oliebol ontwijken die Juul naar mijn hoofd gooide.

Sommige dingen veranderen gelukkig nooit. Ook niet op oudejaarsavond.

Wat wel anders was dan anders: om 00.00 uur kreeg ik een sms'je van Nathalie. Het liefste sms'je ooit en het staat nog steeds in mijn mobiel.

'Hi! Mis je wel hoor, hier op die Zwitserse berg! Skiën is supergaaf! Maar kan toch niet w88 tot ik je weer zie over 5 dagen! Gelukkig Nieuwjaar - de bijbehorende kus hou je tegoed... love you. Nathalie.'

Sinds 16 november hadden we verkering. Ik had al mijn moed bij elkaar geraapt en was langs gegaan om het haar te vragen. En nog voordat ik uitgepraat was, had ze al 'ja!' gegild.
'Ik dacht dat je het nooit zou zien, dat ik je zo leuk vindt!' had ze geroepen 'Beer en ik begrepen er niets van!'
We hebben nu dus bijna drie maanden verkering. ☺ Er is niets zo romantisch als samen druivensuikertjes delen... haha! En zoenen is best oké...
Morgen moet ik weer naar de psychologe. Ik hoop dat het deze keer beter met haar gaat en dat ze niet op de sofa gaat liggen, moet kotsen of de hele tijd huilt. Maar dat zal wel niet.
Ik moest nog wat opschrijven voor haar. Wat diabetes in mijn leven betekent. Dat heb ik gedaan. Morgen mag ze het lezen.
Ik hoor mam onderaan de trap roepen. Of ik mijn huiswerk al gedaan heb en of ik even wil meten, we gaan zo eten.
Ik grijns en roep naar beneden '1 meter 66 mam!'
'Huh?!'

'Ja, je vroeg of ik even wilde meten. Ik ben 1 meter 66!'
'Sahaaaam!' zegt ze lachend. 'Je weet wel wat ik bedoel!'
'Okay. 8,7 mmol.' Echt waar, niet gelogen.

*

Reisgenoot

Ik heb lang nagedacht over diabetes in mijn leven. Ik denk dat je het zo moet zien: het leven is net als een reis. Je weet niet precies waar die heen gaat en hoe lang die duurt. Sommige reizen duren erg lang, wel 104 jaar. Andere reizen zijn meer een soort minitripjes, veel te kort. Je weet alleen het beginpunt. Op die reis maak je van alles mee. Sommige dingen zijn leuk, andere dingen zijn helemaal niet leuk. En je krijgt er reisgenoten bij die soms de hele tijd bij je blijven en soms maar even met je mee gaan. Je familie en vrienden, die gaan heel lang met je mee, als het goed is. Maar ook je diabetes is een reisgenoot. En die gaat dus echt de hele tijd mee, hij heeft namelijk dezelfde reis geboekt als jij.

Nou kun je zo'n reisgenoot wel een enorme eikel vinden (en eerlijk gezegd is diabetes dat ook, zo'n stomme mede passagier die de reis soms ophoudt, waar je niet naast wilt zitten in de bus, maar iedereen heeft al een plaatsje en er is alleen nog ruimte naast hem) maar hij blijft op hetzelfde reisschema als jij zitten. En hoe je ook je best doet, hij gaat nooit meer weg.

Als je diabetes als een reisgenoot ziet die je er niet bij wilt hebben, ben je de hele tijd bezig hem kwijt proberen te raken. Je probeert weg te rennen of je te verstoppen. Je gooit zijn bagage weg. Je doet de hele tijd heel erg lullig tegen hem. Je probeert hem te negeren. Maar dan geniet je niet meer van die reis. Je ziet niet meer alle leuke dingen onderweg, maar bent alleen maar bezig die reisgenoot kwijt te raken en ruzie te maken met elkaar. En je raakt hem toch nooit kwijt. Bovendien raken je medereizigers zoals je ouders en zo geïrriteerd, want je vergalt ook hun deel van de reis door altijd maar te ruziën onderweg. Dus kun je maar beter een beetje aardig zijn voor die reisgenoot. Hem beter leren kennen. Als je gewoon goed voor hem zorgt, doet hij dat misschien ook wel voor jou. Dus zo zou ik diabetes moeten zien: als iemand die meegaat op mijn reis. En dat zal niet altijd goed gaan, ik weet ook wel dat ik er soms toch alles aan zal doen om die stomme reisgenoot kwijt te raken of in ieder geval om de tuin te leiden en te negeren. Want weet je, soms is het ook lekker om even in je uppie te reizen. Maar goed, dat kan dus eigenlijk niet. Want die reis gaat alleen maar verder als je je omdraait en je diabetes weer meeneemt.

Dat is niet altijd even makkelijk. En ik kan dat weten. Want ik ben Sam de Koning en ik heb diabetes. Ik ben van plan er een geweldige reis van te maken!

tschüss!

The end.

Biografie Marlies:

Marlies Slegers (1965) schrijft kinderboeken en columns.
Ze schreef eerder over diabetes in haar kinderboeken Tims Grote Avontuur en Lotje's Diejaabeetus. Daarnaast liggen er veel andere titels in de boekhandel – voor kinderen met en zonder diabetes!

Biografie Octavie:

Octavie Wolters (1977) illustreert boeken, tijdschriften en websites.
Ze tekent graag vrolijke stripjes en grappige plaatjes.
Haar illustraties kenmerken zich door humor en nonchalante trefzekerheid.
Octavie woont op het Limburgse platteland met haar gezin,
haar schapen en kippen.

Het Leven van Sam de K.
Brugklasser en Diabeet

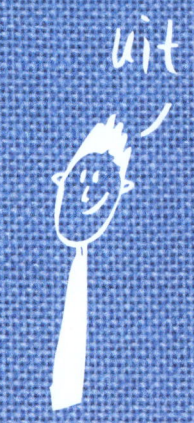

Sam de K. wil maar één ding: een normale, onopvallende puber zijn. En dat lukt niet altijd even goed als je diabetes hebt en midden in de les op zoek moet gaan naar de inschietset van je insulinepomp. Of als je in een zware hypo tijdens het eerste schoolfeest van het jaar op de grond belandt. Om nog maar te zwijgen over zijn immense rugzak, zijn verliefdheden en de wijze waarop Sam zich – net als alle brugklassers – staande moet houden op zijn nieuwe school. 'Het leven van Sam de K. Brugklasser en Diabeet' is een heerlijk komisch warm boek over een jongen om van te houden, die worstelt met zijn diabetes en zijn pubertijd.

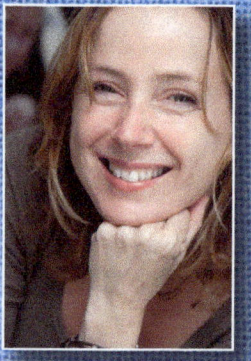

Izaira Kersten en Barry Atsma

'Dit boek leest heerlijk weg en snijdt op een humoristische wijze herkenbare universele thema's aan in de taal van de jongeren – met en zonder diabetes!'

Door Marlies Slegers

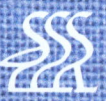
Bohn Stafleu van Loghum
Springer Media

ISBN 978-90-313-8683-3

GPSR Compliance
The European Union's (EU) General Product Safety Regulation (GPSR) is a set
of rules that requires consumer products to be safe and our obligations to
ensure this.

If you have any concerns about our products, you can contact us on

ProductSafety@springernature.com

In case Publisher is established outside the EU, the EU authorized
representative is:

Springer Nature Customer Service Center GmbH
Europaplatz 3
69115 Heidelberg, Germany

www.ingramcontent.com/pod-product-compliance
Ingram Content Group UK Ltd.
Pitfield, Milton Keynes, MK11 3LW, UK
UKHW051238180426
11947UKWH00013B/843